Teufelskreis Bulimie

Teufelskreis Bulimie

Ein Manual zur psychologischen Therapie

von

Brunna Tuschen-Caffier
und Irmela Florin †

Hogrefe • Verlag für Psychologie
Göttingen • Bern • Toronto • Seattle

Verlag für Psychotherapie, Münster

Prof. Dr. phil. Brunna Tuschen-Caffier, geb. 1957. 1976-83 Studium der Psychologie in Heidelberg. 1990 Promotion. 1989-2000 (Ober-)Studienrätin am Fachbereich Psychologie der Universität Marburg. 1997-1998 Vertretung einer Professur für Klinische Psychologie an der Universität Greifswald. 1998 Habilitation. Seit 2000 Professorin für Klinische Psychologie an der Universität Siegen.

Prof. Dr. Irmela Florin, geb. 1938, gest. 1998. Studium der Psychologie in München, Tübingen und Paris. 1972 Promotion. 1973-1976 Leiterin des Augsburger Zentrums für Studien- und Konfliktberatung (ZSK). 1976-1978 Inhaberin einer Professur am Fachbereich für Sozial- und Verhaltenswissenschaften der Universität Tübingen. 1978-1998 Inhaberin des Lehrstuhls für Klinische Psychologie an der Universität Marburg.

Bibliographische Information Der Deutschen Bibliothek

Die Deutsche Bibliothek verzeichnet diese Publikation in der Deutschen Nationalbibliographie; detaillierte bibliographische Daten sind im Internet über <http://dnb.ddb.de> abrufbar.

Rohnsweg 25, D-37085 Göttingen
http://www.hogrefe.de
Aktuelle Informationen • Weitere Titel zum Thema • Ergänzende Materialien

Schriftenreihe der Christoph-Dornier-Stiftung für Klinische Psychologie
Band 18

Satz: Beate Hautsch, Göttingen
Gesamtherstellung: Druckerei Kaestner GmbH & Co. KG, D-37124 Göttingen/Rosdorf
Printed in Germany
Auf säurefreiem Papier gedruckt

ISBN 3-8017-1666-X

Inhaltsverzeichnis

Vorwort und Danksagungen

Das hier beschriebene Behandlungskonzept für Patientinnen mit Bulimia Nervosa ist in langjähriger Zusammenarbeit mit Irmela Florin entstanden. Wir sind u. a. zusammen in die USA geflogen, haben uns mit Experten für Essstörungen über unsere Ideen zur Behandlung der Bulimia Nervosa ausgetauscht und unseren Ansatz schließlich Schritt für Schritt in der Praxis erprobt. Schon mehrfach glaubten wir, dass das Behandlungsmanual nun eine Form erlangt habe, in der es der Fachwelt zugänglich gemacht werden könnte. Aber ein wichtiger Aspekt fehlte noch, auf den insbesondere Irmela Florin immer wieder hingewiesen hat: Es erschien uns aus wissenschaftlicher und ethischer Sicht nicht vertretbar, ein Konzept vorzustellen, von dem wir letztlich nicht sagen konnten, ob es wirksam war. Dieser Mangel ist inzwischen behoben und ich bin froh, dass das Manual jetzt fertiggestellt werden konnte. Traurig bin ich allerdings darüber, dass Irmela Florin das Endprodukt unserer gemeinsamen Arbeit nicht mehr hat miterleben können. Sie ist im Dezember 1998 gestorben.

Beim Schreiben bzw. Überarbeiten des Manuskriptes waren mir Irmela Florins Stil und ihre Argumentationsweise beim Verfassen wissenschaftlicher und praxisorientierter Texte sehr gegenwärtig, und ich habe versucht, dem Rechnung zu tragen. Ich hoffe, dass das Buch Irmela Florins Zustimmung gefunden hätte. Sicher bin ich, dass sie sich über die Ergebnisse zur Wirksamkeit des Behandlungskonzeptes gefreut hätte.

Wichtig ist mir auch, all jenen zu danken, die uns bei der Entwicklung und Erprobung des Behandlungskonzeptes unterstützt haben. Mein Dank gilt Reinhold Hohler, Yvonne Kullbartz-Klatt, Andrea Ried und Corinna Schwedler, die uns als Stipendiaten der Christoph-Dornier-Stiftung für Klinische Psychologie vielfach konstruktive Rückmeldungen zur praktischen Umsetzbarkeit unserer Ideen gegeben haben; sie waren auch an der Ausarbeitung des *Ärztlichen Zeugnisses* beteiligt. Birgitta Both-Ortmann gebührt Dank für die Mitwirkung an der *Informationsbroschüre über körperliche Folgen der Mangelernährung bei Bulimia Nervosa*. Anja Hilbert hat uns bei der Erstellung des Leitfadens zur Figurkonfrontation unterstützt. Monika Frank hat uns als Leiterin des Marburger Institutes der Christoph-Dornier-Stiftung in allen Phasen der Erprobung unseres Behandlungsansatzes wohlwollend und konstruktiv unterstützt. Wolfgang Fiegenbaum verdanken wir wertvolle Anregungen für die Gestaltung der therapeutischen Gesprächsführung. Für die Unterstützung beim Korrekturlesen und für die Manuskriptgestaltung bedanke ich mich vielmals bei Judith Hesse und Marlene Keil-Tomaschek.

Siegen, Frühjahr 2002

Brunna Tuschen-Caffier

Kapitel 1

Einleitung und Beschreibung des Störungsbildes

Das folgende Therapiemanual zur psychologischen Behandlung von Patientinnen mit Bulimia Nervosa soll der praktischen Anleitung von Therapeutinnen und Therapeuten dienen, die Vergleichbarkeit der durchgeführten Behandlungen gewährleisten und die Wirksamkeit einer speziellen Expositionsbehandlung bei Bulimia Nervosa überprüfbar machen. Da diese Essstörung überwiegend bei weiblichen Personen vorkommt, wurde das vorliegende Manual zunächst für Patientinnen erstellt und überprüft.

In den derzeit gültigen Klassifikationssystemen psychischer Störungen – d. h. in der revidierten vierten Auflage des amerikanischen Diagnoseschlüssels (American Psychiatric Association [APA], 1994) und dem internationalen Klassifikations-Schlüssel psychischer Störungen der Weltgesundheitsorganisation (Dilling, Mombour & Schmidt, 1991) – wird der diagnostische Begriff *Bulimia Nervosa* gebraucht. Wir werden in dem Manual einheitlich diesen Terminus verwenden, obwohl die Behandlung auch für diejenigen Patientinnen entwickelt worden ist, bei denen nicht alle Kernmerkmale der Bulimia Nervosa vorliegen.

Um das Manual leichter lesbar zu machen, werden wir die Patientinnen mit Bulimia Nervosa bzw. mit atypischer Bulimia Nervosa einheitlich als *Bulimikerinnen* bezeichnen. Wir werden also nicht zwischen Patientinnen mit typischer Bulimia Nervosa und Patientinnen, bei denen nicht alle Kernmerkmale der Bulimia Nervosa erfüllt sind, unterscheiden.

Darüber hinaus erscheint uns das gleichzeitige Nennen der weiblichen und männlichen Form von *Therapeut* aufwendig und wenig leserfreundlich. Da uns die hierfür gebräuchlichen Formen der Sprachregelung nicht überzeugen, werden wir im Text *Therapeut* als Bezeichnung für männliche und weibliche Therapeuten verwenden.

Das Manual beginnt mit einem kurzen Überblick über das Erscheinungsbild und über Erklärungsansätze der Störung Bulimia Nervosa; anschließend stellen wir unser Erklärungsmodell vor, auf dem die Therapie basiert. Schließlich werden die Grundprinzipien der Expositionsbehandlung für Patientinnen mit Bulimia Nervosa erläutert, und das konkrete therapeutische Vorgehen wird detailliert beschrieben.

1.1 Erscheinungsbild und Klassifikation

Ein typisches Merkmal der Essstörung Bulimia Nervosa sind episodisch auftretende Essanfälle, während derer die Patientinnen relativ große Mengen an kalorienreichen Nahrungsmitteln essen. Viele der Betroffenen führen anschließend willentlich Erbrechen herbei. Solche Verhaltensmuster sind schon seit langem bekannt. So schreibt Seneca über die Römer:

„Sie speien, um zu fressen, sie fressen, um zu speien, und die Genüsse, die sie auf der ganzen Welt zusammensuchen, geruhen sie nicht einmal zu verdauen" (Seneca in Fink, 1992, S. 307).

Im Unterschied zu den genussorientierten Festgelagen, bei denen sich die Römer mit Freude dem Essen und Trinken hingegeben haben sollen, erleben essgestörte Personen ihre Essanfälle kaum als Genuss, sondern vielmehr als krankhafte Gier, derentwegen sie häufig starke Scham- und Schuldgefühle ausbilden. Das folgende Fallbeispiel veranschaulicht einige zentrale Symptome der Bulimia Nervosa.

Beispiel: Essanfall

„Gestern habe ich versucht, mich auf die Prüfungen vorzubereiten. Das ist für mich ziemlich stressig, denn wenn von mir Leistungen erwartet werden, kriege ich sofort die Panik, dass ich das nicht schaffe. So war es auch gestern. Als ich am Schreibtisch saß, wurde ich ziemlich nervös. Ich bin dann in die Küche gegangen und habe mich am Kühlschrank „vergriffen". Zuerst habe ich mir ein dickes Stück Käse abgeschnitten und dazu drei Tomaten gegessen. Ich wollte dann eigentlich an den Schreibtisch zurück, aber dann habe ich noch zwei Schälchen Vanillepudding gegessen, die mittags übrig geblieben waren. Eigentlich ist dadurch meine Gier nach Essen sogar noch stärker geworden. Ich musste dann ein Toastbrot nach dem anderen essen. Jedes habe ich ganz dick mit Nutella bestrichen. Dazu habe ich einen ganzen Liter Milch getrunken. Ich hatte dann immer mehr das Gefühl, nicht mehr aufhören zu können. Dann habe ich mir gesagt, dass es ja jetzt sowieso egal ist und habe weiter gegessen: ein großes Glas Fruchtjoghurt, drei Fischfrikadellen, zwei Tafeln Schokolade, ein halbes Glas Marmelade, eine halbe Fleischwurst und eine halbe Familienpackung Schokoladeneis. Ich hatte keine Kraft mehr, diese Fresserei zu stoppen. Als dann nichts mehr 'reinging, bin ich ins Bad gegangen und habe so lange erbrochen, bis ich Stücke von den Tomaten entdeckt habe, die ich zu Beginn des Fressanfalls gegessen habe. Das ist für mich dann ein Zeichen, dass jetzt nichts mehr im Magen sein kann und dass ich mit dem Erbrechen aufhören kann. Ich war danach ziemlich müde, aber auch traurig, dass ich mich wieder nicht zusammenreißen konnte."

Tabelle 1: Diagnosekriterien zur Bulimia Nervosa nach dem DSM-IV (APA, 1994)

A. Wiederholte Essanfälle. Ein Essanfall ist charakterisiert durch folgende Merkmale: In einer begrenzten Zeit (z. B. innerhalb von 2 Stunden) wird eine größere Nahrungsmenge gegessen, als die meisten Menschen unter ähnlichen Kontextbedingungen essen würden.
Während des Essanfalls besteht ein Gefühl von Kontrollverlust über das Essen (z. B. das Gefühl, dass man nicht aufhören kann zu essen oder dass man nicht steuern kann, was und wie viel man isst).

B. Wiederholt unangemessenes kompensatorisches Verhalten, um einem Gewichtsanstieg vorzubeugen; z. B. willentliches Erbrechen, Einläufe, Missbrauch von Laxantien, Diuretika oder anderen Medikamenten, Fasten oder exzessives Sporttreiben.

C. Sowohl die Essanfälle als auch die kompensatorischen Verhaltensweisen sind drei Monate lang im Durchschnitt mindestens zweimal pro Woche aufgetreten.

D. Die Selbstbewertung wird in übertriebenem Maße von Körperfigur und Gewicht beeinflusst.

E. Die Störung tritt nicht ausschließlich während anorektischer Phasen auf.

Spezifikation
„Purging"-Typus: Die Patientin führt regelmäßig Erbrechen herbei oder setzt als Abführmittel Diuretika, Laxantien oder Einläufe ein.
„Nicht-Purging"-Typus: Die Patientin setzt als Maßnahmen zur Gewichtskontrolle exzessiven Sport, Fastenkuren etc. ein; sie setzt weder Abführmittel ein, noch führt sie Erbrechen herbei.

In dem Fallbeispiel wird deutlich, dass Essanfälle teilweise die Funktion haben können, von Belastungssituationen abzulenken bzw. innere Spannung abzubauen. Ähnlich wie in dem Fallbeispiel setzen viele Bulimikerinnen aus Angst vor Gewichtszunahmen Erbrechen oder andere Mittel zur Magen-Darm-Entleerung bzw. zur Entwässerung ein (Laxantien, Diuretika, Einläufe). Diese Form der Bulimia Nervosa wird im Diagnostischen und Statistischen Manual Psychischer Störungen (DSM-IV) der American Psychiatric Association [APA] (1994) als „Purging"-Typus bezeichnet. Bei einer weiteren Form der Bulimia Nervosa („Nicht-Purging"-Typus) setzen die Betroffenen ausschließlich solche Strategien ein, die mittelfristig zur Kalorienreduktion und damit zur Gewichtskontrolle beitragen (z. B. ein gezügelter bzw. kalorienreduzierter Essstil, Schlankheitskuren und/oder exzessives Sporttreiben). Es gibt Hinweise darauf, dass Patientinnen mit Bulimia Nervosa entsprechend dem „Purging"-Typus jünger sind, ein geringeres Körpergewicht haben und mehr psychopathologische Auffälligkeiten (z. B. selbstverletzendes Verhalten, Suizidversuche) aufweisen als Bulimikerinnen vom „Nicht-Purging"-Typus (Mitchell, 1992).
Entsprechend den Richtlinien der APA (1994) müssen fünf Kriterien erfüllt sein, um die Diagnose Bulimia Nervosa stellen zu können.
Essanfälle stellen ein notwendiges Kriterium dar, um von Bulimia Nervosa sprechen zu können (Kriterium A). Allerdings ist nach wie vor unklar, wie groß die gegessene Menge sein muss, damit von einem „objektiven" – und nicht nur subjektiv empfundenen – Essanfall gesprochen werden kann. So ist nicht definiert, was mit den Kontextbedingungen gemeint ist, die als Vergleichsmaßstab herangezogen werden. Es stellt sich z. B. die Frage, ob auch der biologische Ernährungszustand als Kontextbedingung mitgemeint sein kann und inwiefern Menschen ohne Essstörungen bei vergleichbarer Mangelernährung weniger essen würden.
Kompensatorische Maßnahmen, um einer Gewichtszunahme vorzubeugen, stellen ein weiteres Diagnosekriterium dar (Kriterium B). Sie müssen, ebenso wie die Essanfälle, im Durchschnitt zweimal pro Woche über einen Mindestzeitraum von drei Monaten vorkommen (Kriterium C). Allerdings lassen sich bisher keine einheitlichen Aussagen darüber treffen, inwiefern sich Patien-

tinnen, die die festgelegte Häufigkeit der Essanfälle und kompensatorischen Gegenmaßnahmen erfüllen, hinsichtlich der Psychopathologie von denen unterscheiden, die diese Kriterien knapp verfehlen (Garfinkel, 1992).
Das D-Kriterium weist auf dysfunktionale Einstellungen gegenüber der Figur und dem Gewicht hin: Obwohl die an der Bulimia Nervosa leidenden Personen in der Regel normalgewichtig sind, machen sie sich oft Sorgen um ihre Figur, und ihre Selbstbewertungen scheinen sehr davon abzuhängen, wie zufrieden bzw. unzufrieden sie mit ihrem Körpergewicht bzw. ihrer Figur sind (APA, 1994). Das D-Kriterium ermöglicht auch eine differenzialdiagnostische Abgrenzung gegenüber anderen psychischen Störungen (z. B. einer Schweren Depressiven Störung und den Schizophrenien) sowie bestimmten neurologischen Erkrankungen (z. B. Tumore des ZNS; Kleine-Levin-Syndrom), bei denen ebenfalls ungewöhnliche Essgewohnheiten bis hin zu Essanfällen vorkommen können, ohne dass sich jedoch die spezifischen dysfunktionalen Einstellungen gegenüber der Figur und dem Gewicht nachweisen lassen.
Mit dem E-Kriterium wird festgelegt, dass die Diagnose Bulimia Nervosa nur dann vergeben wird, wenn die betreffende Patientin aktuell keine Anorexia Nervosa hat. Für den Fall, dass eine Patientin auch die Kriterien für die Anorexia Nervosa erfüllt, hat diese Diagnose Vorrang. Maßgeblich für diese Entscheidung bei der Festlegung der DSM-IV-Kriterien war, dass beim Vorliegen einer Anorexia Nervosa die Gewichtszunahme eine zentrale therapeutische Implikation darstellt (Fairburn & Wilson, 1993).
Die Klassifikationskriterien für Bulimia Nervosa nach dem ICD-10 der Weltgesundheitsorganisation (Dilling, Mombour & Schmidt, 1991) entsprechen weitgehend denen des DSM-IV (APA, 1994). Nach dem Klassifikationssystem des ICD-10 stellt allerdings der Kontrollverlust kein diagnostisches Kriterium für Bulimia Nervosa dar, und es werden im ICD-10 keine operationalen Kriterien (Häufigkeit, Zeitdauer) dafür angegeben, ab wann von einem Essanfall gesprochen werden soll bzw. wie häufig Essanfälle und kompensatorische Gegenmaßnahmen vorkommen müssen, damit von einer Essstörung im Sinne der Bulimia Nervosa gesprochen werden kann. Auch die Unterscheidung unterschiedlicher Subgruppen von Bulimikerinnen („Purging"-Typus vs. „Nicht-Purging"-Typus) fehlt im ICD-10. Demgegenüber wird im ICD-10 darauf hingewiesen, dass sich bei Bulimikerinnen in der Vorgeschichte häufig Episoden einer Anorexia Nervosa nachweisen lassen.

Tabelle 2: ICD-10 Kriterien für die Diagnose der Bulimia Nervosa

1. Eine andauernde Beschäftigung mit Essen, eine unwiderstehliche Gier nach Nahrungsmitteln; die Patientin erliegt Essattacken, bei denen große Mengen Nahrung in sehr kurzer Zeit konsumiert werden.
2. Die Patientin versucht, dem dickmachenden Effekt der Nahrung durch verschiedene Verhaltensweisen entgegenzusteuern: selbstinduziertes Erbrechen, Missbrauch von Abführmitteln, zeitweilige Hungerperioden, Gebrauch von Appetitzüglern, Schilddrüsenpräparaten oder Diuretika. Wenn die Bulimie bei Diabetikerinnen auftritt, kann es zu einer Vernachlässigung der Insulinbehandlung kommen.
3. Die psychopathologische Auffälligkeit besteht in einer krankhaften Furcht davor, dick zu werden; die Patientin setzt sich eine scharf definierte Gewichtsgrenze, weit unter dem prämorbiden, vom Arzt als optimal oder gesund betrachteten Gewicht.
4. Häufig lässt sich in der Vorgeschichte mit einem Intervall von einigen Monaten bis zu mehreren Jahren eine Episode einer Anorexia Nervosa nachweisen. Diese frühere Episode kann voll ausgeprägt gewesen sein, oder war eine verdeckte Form mit mäßigem Gewichtsverlust und/oder einer vorübergehenden Amenorrhoe.

1.2 Epidemiologie und Verlauf

Es gibt einige empirische Hinweise darauf, dass die Bulimia Nervosa häufiger in höheren sozioökonomischen Schichten vorkommen soll als in niedrigeren (Mitchell et al., 1985). Andere Studien haben dagegen eine höhere Auftretensrate der Bulimia Nervosa in niedrigen sozioökonomischen Schichten gefunden (Pope, Champoux & Hudson, 1987; Rand & Kuldau, 1990). Gard & Freeman (1996) kommen in einer guten Übersichtsarbeit zu dem Schluss, dass die empirischen Daten nicht dafür sprechen, dass die Bulimia Nervosa häufiger in höheren sozioökonomischen Schichten als in niedrigen vorkommt. Die Autoren weisen auf verschiedene methodische Probleme bisheriger epidemiologischer Studien hin und betonen, dass epidemiologische Studien an größeren Stichproben aus der Allgemeinbevölkerung notwendig sind, in denen gut bewährte diagnostische Verfahren (z. B. klinische Interviews)

und international vergleichbare Kriterien zur Bestimmung des sozioökonomischen Status herangezogen werden.
Empirisch gut belegt ist dagegen, dass die Bulimia Nervosa vor allem bei Frauen auftritt, während lediglich ca. 15 Prozent der Betroffenen Männer sind (Carlat & Camargo, 1991; Rand & Kuldau, 1990). Allerdings scheint es so zu sein, dass Essstörungen zunehmend auch bei Männern vorkommen (Kinzl, Traweger, Trefalt, Mangweth & Biebl, 1998).
In Abhängigkeit von der sozialen Schicht, den erfassten Altersstufen, den verwendeten Diagnosekriterien und der Art der Befragung liegen die Prävalenzschätzungen bei Mädchen und jungen Frauen in den industrialisierten Ländern zwischen 0.9 und 4 Prozent (z.B. APA, 1994; Bruce & Agras, 1992; Fairburn & Beglin, 1990; Westenhöfer, 1991).
Die Bulimia Nervosa beginnt in der Regel im Jugend- oder jungen Erwachsenenalter; ca. 70 bis 80% der Betroffenen erkranken vor dem 22. Lebensjahr (Fairburn, Cooper & Cooper, 1986).
Das durchschnittliche Gewicht der Bulimikerinnen liegt meistens im unteren Bereich des Normalgewichts (Pyle, Mitchell & Eckert, 1981). Allerdings berichten die Patientinnen über ausgeprägte Gewichtsschwankungen. Ferner hat sich gezeigt, dass Bulimikerinnen und deren Familienangehörige eine Tendenz zum Übergewicht haben (Yates, 1992). So fand Yates in seiner Studie größere Gewichtsschwankungen und ein insgesamt höheres prämorbides Gewicht bei Bulimikerinnen (DSM-III-R, APA 1987) als bei Kontrollpersonen. Des Weiteren hatten die Mütter der Bulimikerinnen sowohl zum Untersuchungszeitpunkt als auch über die ganze Lebensspanne ein höheres Körpergewicht als die Mütter der Vergleichsgruppe.
Der Verlauf der Störung folgt meistens einem intermittierenden Muster; viele Bulimikerinnen erleben trotz ausgeprägter Symptomatik immer wieder nahezu symptomfreie Phasen (Thelen, Farmer, McLaughlin Mann & Pruitt, 1990). Es ist aber wenig darüber bekannt, wie die Störung verläuft, wenn die Betroffenen nicht psychotherapeutisch behandelt werden. Erste Daten einer Verlaufsstudie über einen Zeitraum von fünf Jahren an Bulimikerinen, die überwiegend keine Behandlung erhalten hatten, deuten darauf hin, dass sich die bulimische Symptomatik unbehandelt wenig verbessert (Fairburn, Cooper, Doll, Norman & O´Conner, 2000).
In Bezug auf den Verlauf der Störung, wenn die Betroffenen psychotherapeutisch behandelt wurden, liegen inzwischen insbesondere aus dem Bereich der kognitiv-behavioralen Therapie zahlreiche Studien vor (zum Überblick Jacobi, Dahme & Rustenbach, 1997; Wilson, 1993, 1996; Wilson & Fairburn, 1993; Tuschen-Caffier & Florin, 1998a). Im Durchschnitt ist nach einer kognitiv-behavioralen Therapie ungefähr die Hälfte der Bulimikerinnen völlig frei von Essanfällen und Erbrechen. Wird als Erfolgskriterium nicht die völlige Symptomfreiheit, sondern das Kriterium *deutliche Besserung der Symptomatik* herangezogen, so erreichen ca. 75% der Bulimikerinnen eine deutliche Reduktion ihrer bulimischen Symptomatik. Die bisherigen Befunde über den Langzeitverlauf behandelter Bulimikerinnen sprechen dafür, dass die erzielten Verbesserungen nach Katamnesezeiträumen von fünf (Fairburn, Norman, Welch, O'Connor, Doll & Peveler, 1995) und sechs Jahren (Fichter, Quadflieg & Rehm, 1997) stabil bleiben.
Bei der Bulimia Nervosa werden auch trizyklische Antidepressiva (z.B. Imipramin, Desipramin, Amitriptylin), MAO-Hemmer (z.B. Phenelzine) und in neuerer Zeit die selektiven Serotonin-Wiederaufnahmehemmer (z.B. Fluoxetin) eingesetzt. Es hat sich gezeigt, dass die Antidepressiva in fast allen Studien zu einer Reduktion der bulimischen Symptomatik beitragen (vgl. Fichter, 1993; Jacobi, 1994). Im Vergleich zur Effizienz psychologischer Therapien schneiden die medikamentösen Behandlungen allerdings deutlich schlechter ab (Jacobi et al., 1997; Laessle, Zoettl & Pirke, 1987). Außerdem ist unklar, wie der Langzeitverlauf der Bulimia Nervosa aussieht, wenn die Patientinnen medikamentös behandelt wurden.

1.3 Medizinische Folgeprobleme

Im Zusammenhang mit dem ungesunden Essverhalten (intermittierendes Fasten, kalorienreduzierter Essstil; Ess-Brech-Episoden) kommt es zu Störungen des Mineralhaushalts (Elektrolytstörungen) und des Säure-Basen-Gleichgewichts. Als Folge davon können sich schwerwiegende körperliche Probleme, z.B. Herzrhythmusstörungen oder Nierenschäden, ausbilden. Darüber hinaus sind u.a. Zahnschäden, Entzündungen der Speiseröhre und Schwellungen der Speicheldrüsen im Zusammenhang mit dem häufigen Erbrechen sowie Beschwerden wie Schwächegefühle, Gefühle des Aufgedunsenseins und Kopfschmerzen als Folge- bzw. Begleitprobleme der Bulimia Nervosa bekannt (Mitchell & Pomeroy, 1989; Waadt, Laessle & Pirke, 1992) (s. dazu auch *Ärztliches Zeugnis* und *Checkliste körperlicher Begleiterscheinungen der Bulimia Nervosa* im Anhang, S. 72-73 und 60-62).

1.4 Komorbidität

Patientinnen mit Bulimia Nervosa leiden nicht selten gleichzeitig an depressiven Symptomen bis hin zu einer Schweren Depressiven Störung, oder es wurden in der Vorgeschichte depressive Störungen bei ihnen diagnostiziert (APA, 1994; Brewerton et al. 1995; Keck et al., 1990). Die hohe Prävalenzrate depressiver Störungen sowie die Tatsache, dass antidepressive Medikamente zum Teil therapeutisch günstige Auswirkungen auf die Essstörungssymptomatik haben, führte zu der Überlegung, die Bulimia Nervosa sei möglicherweise eine Variante affektiver Störungen. So wurde angenommen, dass Patientinnen mit Bulimia Nervosa primär an einer Depression leiden, die von der Essstörung überlagert und dadurch abgemildert wird (Hudson, Pope, Yurgelun-Todd, Jonas & Frankenburg, 1987). Für eine solche Betrachtungsweise könnte sprechen, dass bei ca. 30% der Bulimikerinnen schon vor Beginn der Essstörung eine affektive Störung, häufig eine Schwere Depressive Störung, diagnostiziert wurde (Schwalberg, Barlow, Alger & Howard, 1992; Keck et al., 1990).

Der Hypothese, dass die Bulimia Nervosa eine Form einer affektiven Störung ist, steht allerdings die Annahme gegenüber, dass die Bulimia Nervosa eine eigenständige diagnostische Einheit bildet. Eine alternative Annahme ist daher, dass sich affektive Störungen als Folge der Bulimia Nervosa ausbilden. Für diese Hypothese sprechen Forschungsbefunde, die zeigen, dass Depressionen nicht selten Folge der Mangelernährung sind, die durch die meist kohlenhydratarme Ernährung verursacht wird (Laessle, Schweiger & Pirke, 1988). Möglicherweise führt der Mangel an Kohlenhydraten dazu, dass nicht genügend Tryptophan (ein Serotonin-Prekursor) für die Serotoninsynthese im Gehirn verfügbar ist. Zusätzlich kann durch Diäten der Serotonin-Uptake-Mechanismus gestört und auch hierdurch das Auftreten von Depressionen begünstigt werden (Goldbloom & Garfinkel, 1990).

Darüber hinaus können sich Depressionen als Folge der Bulimia Nervosa ausbilden, weil die Patientinnen spüren, dass sie ihre Probleme nicht bewältigen können. So berichten Patientinnen mit Bulimia Nervosa, dass sie nach den Essanfällen nicht selten das Gefühl haben, versagt zu haben, und sie empfinden zudem häufig Scham- und Schuldgefühle wegen ihrer Essanfälle.

Es ergeben sich ferner Hinweise darauf, dass Patientinnen mit Bulimia Nervosa zusätzlich an Alkoholabhängigkeit oder anderen Substanzmittelabhängigkeiten sowie an einer Angststörung leiden (Braun, Sunday & Halmi, 1994; Brewerton et al., 1995; Holderness, Brooks-Gunn & Warren, 1994; Keck et al., 1990; Wendy & Maisto, 2000).

Kapitel 2

Befunde und Modelle zur Ätiologie und Aufrechterhaltung der Bulimia Nervosa[1]

2.1 Genetische Faktoren

Neben verschiedenen biologischen Faktoren wird in neuerer Zeit vor allem auf genetische Faktoren hingewiesen, die die Anfälligkeit für die Bulimia Nervosa erhöhen könnten. So haben sich höhere Konkordanzraten für eineiige als für zweieiige Zwillinge ergeben (Fichter & Noegel, 1990). Allerdings kann nicht davon ausgegangen werden, dass die Differenz der Konkordanzraten für monozygote und dizygote Zwillinge, die zusammen aufgewachsen sind, eine genetische Prädisposition widerspiegelt. Eine alternative Erklärung ist, dass monozygote Zwillinge aufgrund der genetisch bedingten Ähnlichkeit von ihrer Umwelt vermutlich ähnlicher behandelt werden als dizygote.
Es kann ferner sein, dass genetische Faktoren nicht direkt für eine bestimmte Essstörung prädisponieren, sondern dass sie stattdessen für bestimmte körperliche Bedingungen, z. B. Bildung von Körperfett bei Mädchen in der Pubertät, eine füllige Figur oder ein geringer Energieverbrauch, verantwortlich sind, die das Risiko für die Entstehung von Essstörungen erhöhen können. So weisen neuere Befunde der Adipositasforschung darauf hin, dass die Ausschüttung des Hormons Leptin, das an der Regulation der Energieaufnahme und des Energieverbrauchs beteiligt ist, genetisch gesteuert wird (Hebebrandt et al., 1997; Hebebrandt & Hinney, 2000; Prittwitz et al., 1997). Allerdings ist bisher noch nicht geklärt, ob in dieser Hinsicht bei Patienten mit Bulimia Nervosa genetische Defekte vorliegen.

2.2 Biobehaviorale Faktoren

Retrospektive Berichte von Frauen mit Bulimia Nervosa deuten darauf hin, dass sich die Betroffenen vor Beginn ihrer Essstörung häufig kalorienreduziert und unausgewogen ernährt haben (Patton, Johnson, Wood, Mann & Wakeling, 1990). Es gibt Hinweise darauf, dass ein solcher gezügelter Essstil bereits in der Mutter-Kind-Interaktion vermittelt werden kann (Franzen & Florin, 1995). Experimentelle Befunde legen ferner nahe, dass ein gezügelter Essstil nicht nur in korrelativem Zusammenhang mit den Essanfällen steht, sondern die Essanfälle auch mitbedingt (Wardle & Bales, 1988).
Im Zusammenhang mit einem ungesunden Essverhalten (Diäthalten, kalorienreduzierter Essstil, Ess-Brech-Episoden) sind biologische Faktoren von Bedeutung, die im Wechselspiel mit psychischen Faktoren (z. B. Angst vor einer Gewichtszunahme) zur Entstehung bzw. Aufrechterhaltung der Bulimia Nervosa beitragen können. So gerät der Organismus durch die geringe und zudem unausgewogene Nahrungsaufnahme in den Zustand der Mangelernährung. Indikatoren dafür sind eine erhöhte Konzentration der freien Fettsäuren im Blut (Pirke, Pahl, Schweiger & Warnhoff, 1985), eine verstärkte Freisetzung von Wachstumshormon und Cortisol (Fichter & Pirke, 1989), eine verringerte Insulinsensitivität (Kaye, Gwirtsman & George, 1989) und Störungen im Menstruationszyklus (Pirke, Dogs, Fichter & Tuschl, 1988). Eine Folge der Mangelernährung kann darin liegen, dass sich der Grundumsatz des Körpers verringert. Dies liegt insbesondere an der eingeschränkten Freisetzung des Schilddrüsenhormons Trijodthyronin sowie der verringerten Ausschüttung des Neurotransmitters Noradrenalin (Pirke et al., 1988). Die Anpassung des Organismus an eine verminderte Energiezufuhr bleibt auch bei ausreichender Kalorienzufuhr noch über einige Zeit bestehen. Wenn die Patientinnen ihre Nahrungsaufnahme wieder normalisieren, kann es daher kurzfristig zur Gewichtszunahme kommen (Laessle, Schweiger, Tuschl & Pirke, 1991). Dies stellt für Bulimikerinnen, die ausgeprägte Sorgen um ihre Figur und ihr Gewicht haben, eine bedrohliche Situation dar. Die Anpassung des Organismus an den Zustand der Mangelernährung kann somit dazu beitragen, dass das gestörte Essverhalten (z. B. kalorienreduzierte, kohlenhydrat- und fettarme

[1] Die Ausführungen sind in Anlehnung an unseren Beitrag zur Ätiologie und Bedingungsanalyse (Florin & Tuschen-Caffier, 1998) verfasst worden, den wir für das Lehrbuch Klinische Psychologie – Psychotherapie, herausgegeben von Baumann und Perrez, 1998, geschrieben haben. Wir möchten uns beim Huber Verlag dafür bedanken, dass wir die Textbausteine als Basis für unsere theoretische Einführung nutzen durften.

Ernährung) aufrechterhalten wird. Ferner kann das Auftreten von Heißhungergefühlen und Essanfällen nach längeren Phasen des Diäthaltens darauf zurückzuführen sein, dass der Körper mangelernährt ist.
Eine weitere Folge des häufigen Diäthaltens besteht in einer verringerten Aktivität des Neurotransmitters Serotonin (Schweiger, Warnhoff, Pahl & Pirke, 1986). Die Serotoninsynthese ist abhängig von dem Vorhandensein der Aminosäure Tryptophan. Der Tryptophanspiegel im Gehirn erhöht sich insbesondere nach der Aufnahme von kohlenhydratreichen Nahrungsmitteln. In der Regel vermeiden Bulimikerinnen aber gerade diese Lebensmittel. Turner et al. (1991) wiesen in einer experimentellen Studie nach, dass sowohl bei Bulimikerinnen als auch bei gesunden Kontrollpersonen nach einer kohlenhydratreichen Mahlzeit mehr Tryptophan im Blut vorhanden ist, als nach einer kohlenhydratarmen Mahlzeit. In einer anderen Studie wurde ein Zusammenhang zwischen dem Tryptophanquotienten im Blut und der Häufigkeit der Essanfälle festgestellt (Kaye, Gwirtsman, Brewerton, George & Wurtman, 1988). Bulimikerinnen, die einen deutlichen Anstieg des Tryptophanquotienten aufwiesen, hatten weniger Essanfälle als die Patientinnen, bei denen kein solcher Anstieg beobachtet wurde. Es kann demnach vermutet werden, dass die Mangelernährung bzw. die damit verbundenen endokrinen und Stoffwechselveränderungen das Entstehen von Heißhungergefühlen und Essanfällen begünstigen.
Experimentelle Untersuchungen an Frauen mit einem so genannten gezügelten Essstil (restrained eating; Herman & Mack, 1975) zeigen ferner, dass ihnen bei einer Reihe von Bedingungen die kognitive Kontrolle über das Essverhalten leicht verloren geht. Nach so genannten Vorab-Mahlzeiten, die die Untersuchungsteilnehmerinnen vor der eigentlichen Mahlzeit gegessen haben, dem Geruch oder Anblick von Speisen, bei Stressbelastungen unterschiedlicher Art sowie unter dem Einfluss negativer und positiver Stimmungen kann es bei vielen Menschen mit gezügeltem Essstil zu einer Enthemmung des Essverhaltens kommen (Cools, Schotte & McNally, 1992; Tuschen, Florin & Baucke, 1993): Während Menschen mit nicht-gezügeltem Essstil (unrestrained eaters) unter diesen Bedingungen eher weniger essen, essen Menschen mit gezügeltem Essstil eher mehr. Dieses Phänomen der Gegenregulation (counterregulation) wird als Analogon zu den Essanfällen der Bulimikerinnen angesehen. Interessant ist, dass die Kontrolle über das Essverhalten im Fall dieser Störung oft unter den gleichen Bedingungen verloren geht wie bei Menschen mit gezügeltem Essverhalten.
Es ist davon auszugehen, dass Menschen z. B. auf den Geruch und Anblick von Essen mit so genannten antizipatorischen, physiologischen Reaktionen reagieren: Speichelfluss, Insulinanstiege mit anschließendem Abfall des Blutzuckerspiegels, Mobilisierung freier Fettsäuren, vermehrte Magenmotilität etc. bereiten den Organismus auf die Aufnahme der Nahrungszufuhr vor. Jansen (1994) geht von einem klassischen Konditionierungsmodell aus und nimmt an, dass die aufgenommene Nahrung als unkonditionierter Stimulus unkonditionierte Stoffwechselprozesse (z. B. Insulinanstiege, die Mobilisierung freier Fettsäuren) auslöst. Wenn auf den Anblick oder Geruch von Speisen häufig reichliche Nahrungsaufnahme folgt, können diese – den Annahmen des Modells zufolge – zu konditionierten Stimuli werden und ihrerseits die physiologischen Reaktionen (cephalic phase responses) auslösen, obwohl zuvor keine Nahrungsaufnahme erfolgt. Auch andere externe oder interne Stimuli (Langeweile, Einsamkeit, Aufregung, depressive Stimmungen, Leistungsdruck) können zu konditionierten Reizen für antizipatorische, auf Nahrungsaufnahme ausgerichtete, körperliche Reaktionen werden, sofern ihnen wiederholt eine Nahrungsaufnahme folgt. Die Essanfälle der Bulimikerinnen finden in individuell typischen Umgebungen (z. B. zu Hause) und in bestimmten psychischen Verfassungen statt (z. B. in einer traurigen Stimmungslage). Es wird vermutet, dass diese externen und internen Bedingungen die Funktion konditionierter Stimuli für die antizipatorischen, physiologischen Reaktionen erlangen können (Jansen, 1994). Die Forschung zur Überprüfung der Hypothesen des Modells ist allerdings noch am Anfang (s. dazu auch Florin & Tuschen-Caffier, 1998).

2.3 Sozialisation

Es wird vermutet, dass in den Familien essgestörter Personen ungünstige Bedingungen für die Entwicklung von Autonomie und positivem Selbstwertgefühl vorherrschen (Bruch, 1980). Zutreffend ist, dass Patientinnen mit Essstörungen oder Symptomen einer Essstörung oft ein geringes Selbstwertgefühl haben (Cooper & Fairburn, 1993; Button, Loan, Davies & Sonuga-Barke; 1997). Noch nicht geklärt ist allerdings, welchen Beitrag die innerfamiliären Beziehungen hierzu leisten. Eine erste Prospektivstudie zur Entwicklung von Essproblemen konnte eher keinen Hinweis auf die ätiologische Relevanz innerfamiliärer Beziehungen finden (Attie & Brooks-Gunn, 1989).

Allerdings ist zu vermuten, dass dem essensbezogenen Verhalten der Mütter und ihrer Einstellung gegenüber Figur und Gewicht eine besondere Bedeutung zukommt. Mütter von Töchtern mit gestörtem Essverhalten zeigen häufig selbst ein gestörtes Essverhalten und haben eine problematische Einstellung gegenüber der Figur bzw. dem Gewicht ihrer Töchter (Pike & Rodin, 1991). Mögliche Effekte des Modelllernens zeigen sich sogar schon bei den Töchtern gezügelt essender Mütter: Diese Mädchen haben stärkere Angst vor dem Dickwerden, und im Labor essen sie nach einer Vorab-Mahlzeit mehr als Vergleichskinder von Müttern mit nicht gezügeltem Essstil (Franzen & Florin, 1995). Damit ist wahrscheinlich, dass sie ein erhöhtes Risiko für die Entwicklung einer Essstörung haben.

2.4 Gesellschaftliche Faktoren

In westlichen Industrieländern besteht ein vielfältiges Angebot an Nahrung. Gleichzeitig aber wird ein extremes Schlankheitsideal favorisiert. Die Botschaft „schlank ist schön" richtet sich vor allem an Frauen. Sie lernen bereits als junge Mädchen weit mehr als die Jungen, dass positive Bewertung und Zuwendung stark von ihrer äußeren Erscheinung abhängig sind (Striegel-Moore, Silberstein & Rodin, 1986), und ihr Selbstgefühl weist einen deutlichen Zusammenhang mit der Bewertung ihrer Figur auf (Guyot, Fairchild & Hill, 1981). Nicht selten sorgen sie sich schon als Kinder um Gewicht und Aussehen und versuchen, die Nahrungsaufnahme einzuschränken. In der Pubertät, wenn sich der Fettanteil des Körpers bei den Mädchen genetisch bedingt vervielfacht, verschärft sich das Problem. Viele versuchen daher durch Diäten ihr Gewicht zu kontrollieren (z. B. Thelen, Powell, Lawrence & Kuhnert, 1992). Viele Frauen sind auch als junge Erwachsene mit ihrer Figur unzufrieden und halten sich für zu dick. So führen in Deutschland etwa 20 Prozent der Frauen regelmäßig Diäten durch, ca. 6 Prozent halten aus Sorge um ihre Figur ständig Diät (Westenhöfer, Pudel, Maus & Schlaf, 1987). In bestimmten Sportdisziplinen, bei denen Gewicht und Figur von zentraler Bedeutung sind (z. B. bei Balletttänzerinnen) ist das Diäthalten weit verbreitet und die Prävalenzrate von Essstörungen erhöht (Brooks-Gunn, Warren & Hamilton, 1987). Auch in einer prospektiven Studie (Killen et al., 1994) hat sich gezeigt, dass die übermäßige Beschäftigung mit der Figur bzw. dem Gewicht die Entstehung von Essstörungen begünstigen kann (s. dazu auch Florin & Tuschen-Caffier, 1998).

2.5 Sexuell traumatische Erlebnisse

Gelegentlich wurde angenommen, sexuell traumatische Erlebnisse im Kindes- oder Jugendalter erhöhten die Vulnerabilität speziell für Essstörungen. Diese Vermutung erschien plausibel, da Patientinnen mit Essstörungen häufig Merkmale aufweisen, die sich oft auch bei Opfern sexueller Gewalt finden, z. B. eine ablehnende Einstellung dem eigenen Körper gegenüber, ein durch Schuld und Scham belastetes Selbstgefühl sowie eine ablehnende Haltung gegenüber der Sexualität. Die Hypothese, dass traumatische Erlebnisse speziell zur Entstehung von Essstörungen führen, konnte jedoch in methodisch sorgfältig durchgeführten Untersuchungen nicht bestätigt werden (Pope et al., 1994; Welch & Fairburn, 1994, 1996). Die Befunde sprechen dafür, dass sexuelle Traumata generell das Risiko für die Entwicklung psychischer Störungen (DSM-III-R, Achse I) erhöhen und damit auch zur Entwicklung von Essstörungen beitragen können, dass sie aber keinen spezifischen Risikofaktor für Essstörungen darstellen.

2.6 Andere Belastungsfaktoren

Es ergeben sich Hinweise darauf, dass Leistungssituationen eine wichtige Belastungsquelle sein können, die ggf. zur Aufrechterhaltung bulimischer Symptome beitragen. So werden Bulimikerinnen als Personen beschrieben, die sehr leistungsorientiert sind und ihre Ziele möglichst perfekt zu erreichen versuchen (Blouin, Zuro & Blouin, 1990; Fichter, 1991; Heatherton & Baumeister, 1991). Des Weiteren scheinen Patientinnen mit Bulimia Nervosa zum Teil unrealistisch hohe Leistungs- und Karriereziele zu haben (Butterfield & Leclair, 1988). Es ist denkbar, dass solche unrealistischen Erwartungen mit psychischer Anspannung und anderen Belastungsreaktionen einhergehen, die ihrerseits die Wahrscheinlichkeit für das Auftreten bulimischer Symptome erhöhen können.

Neben perfektionistischen Leistungsansprüchen und hohen Standards an sich selbst haben Patientinnen mit Bulimia Nervosa häufig auch ein geringes Selbstwertgefühl (Eldredge, Wilson & Whaley, 1990; Mayhew & Edelmann, 1989; Williams et al., 1993). Um so mehr könnte die oben geäußerte Vermutung zutreffen, dass Patientinnen mit

Bulimia Nervosa Leistungssituationen als psychische Belastung erleben, denn aufgrund ihres niedrigen Selbstwertgefühls befürchten sie möglicherweise, ihren Leistungsstandards nicht gerecht zu werden.
Eine weitere, für die episodisch überreichliche Nahrungsaufnahme möglicherweise relevante Belastungsquelle könnten interpersonelle Konfliktsituationen sein. So hat sich in neueren experimentellen Studien gezeigt, dass Bulimikerinnen mit einem gesteigerten Essbedürfnis reagieren, wenn sie mit interpersonellen Konfliktsituationen konfrontiert werden (Cattanach, Malley & Rodin, 1988; Tuschen, Vögele & Kuhnhardt, 1995; Tuschen-Caffier & Vögele, 1999). Es wird vermutet, dass ein geringes Selbstwertgefühl und Defizite in der sozialen Kompetenz (Williams, Chamove & Millar, 1990; Williams et al., 1993) dazu beitragen, dass sich Patientinnen mit Bulimia Nervosa in interpersonellen Beziehungen bzw. Konfliktsituationen übermäßig belastet fühlen (Fairburn, 1993). Denkbar ist ferner, dass Patientinnen mit Bulimia Nervosa interpersonelle Konfliktsituationen auch deswegen als besonders belastend erleben, weil sie – wie Jacobsen und Robins (1989) fanden – im Vergleich zu gesunden Frauen möglicherweise eine stärkere soziale Abhängigkeit zeigen, sich mehr Sorgen hinsichtlich der Bewertung durch andere Menschen machen und eine ausgeprägtere Angst vor Trennungen haben.

2.7 Integration verschiedener Forschungsannahmen und Befunde

Zur Integration von Modellannahmen, die beim derzeitigen Forschungsstand als zentrale ätiologische Faktoren aufgefasst werden, haben wir ein Arbeitsmodell zur Entstehung und Aufrechterhaltung der Bulimia Nervosa entwickelt (vgl. Abbildung 1), das auch als Grundlage für die Therapie genutzt wird.
Als ein zentraler prädisponierender Faktor für die Entstehung einer Bulimia Nervosa wird die Orientierung an einem extremen Schlankheitsideal aufgefasst. Als Grund, warum die betreffenden Frauen ein extremes Schlankheitsideal anstreben, wird vermutet, dass sie im Zusammenhang mit einem gering ausgeprägten Selbstwertgefühl (Cooper & Fairburn, 1993; Button, Loan, Davies & Sonuga-Barke, 1997) vulnerabler gegenüber gesellschaftlichen Einflüssen, wie einem soziokulturell vermittelten Schlankheitsideal sind. Darüber hinaus kann Modelllernen von Bedeutung für den Erwerb eines extremen Schlankheitsideals sein. So ergeben sich Hinweise darauf, dass das Verhalten der Mütter von essgestörten Patientinnen auch eine wichtige Rolle bei der Ausbildung eines gezügelten Essstils zur Erreichung von Gewichtsreduktionen spielt (Franzen & Florin, 1995).

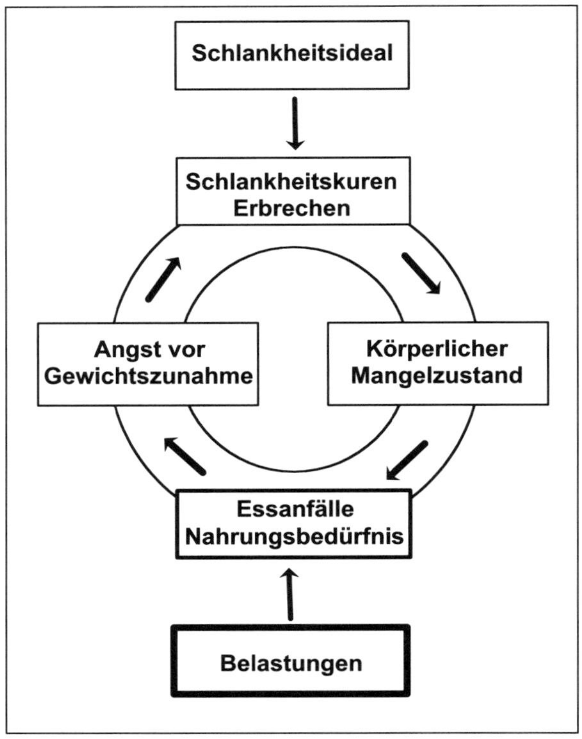

Abbildung 1: Erklärungsmodell zur Entstehung und Aufrechterhaltung der Bulimia Nervosa

Wenn die betreffenden Frauen Maßnahmen zur Gewichtsreduktion einsetzen, wie Schlankheitskuren, Erbrechen, Laxantienabusus, ist die Wahrscheinlichkeit erhöht, dass der Körper mangelernährt wird. Die Mangelernährung zieht wiederum eine Reihe von biologischen Folgeerscheinungen nach sich, die ihrerseits zu einem gesteigerten Nahrungsbedürfnis und zu Essanfällen führen können. Darauf reagieren die betreffenden Frauen mit Ängsten vor einer Gewichtszunahme, so dass die Maßnahmen zur Gewichtsreduktion (z. B. Erbrechen, Schlankheitskuren) fortgesetzt werden. Dies trägt wiederum zur Stabilisierung der Symptomatik bei.
Darüber hinaus wird angenommen, dass *psychische Belastungen* weitere wichtige Auslösefaktoren für ein gesteigertes Nahrungsbedürfnis und für Essanfälle sein können. So zeigen klinische Erfahrungen, dass *psychische Belastungen* (z. B. Partnerschaftskrisen, Trennungen) für ein gesteigertes Nahrungsbedürfnis bis hin zu Essanfällen eine zentrale Rolle spielen.

Kapitel 3

Therapie

3.1 Therapie-Ziele

Vor dem Hintergrund des oben beschriebenen Erklärungsmodells der Bulimia Nervosa lassen sich folgende Therapieziele formulieren:

a) Umstellung des Essverhaltens: Das heißt, auf Diäten verzichten; sich ausgewogen ernähren lernen; physiologisch und psychologisch richtiges Essverhalten ausbilden; auf Hunger- und Sättigungsempfindungen achten lernen.
b) Aufbau einer realistischen und angstfreien Wahrnehmung und Bewertung der eigenen Figur und des Gewichts: Das heißt, die Körperweite unverzerrt einschätzen lernen; den eigenen Körper angstfrei betrachten können; positive Merkmale im Hinblick auf die äußere Erscheinung bzw. die Figur identifizieren; Gewichtsschwankungen akzeptieren lernen, die Kriterien zur Beurteilung von Attraktivität erweitern.
c) Verringerung des Einflusses von Stressoren auf das Essverhalten: Das heißt, Problemlösestrategien für interpersonelle oder leistungsbezogene Belastungssituationen erlernen; sich Belastungssituationen und kalorienreicher Nahrung („binge food") aussetzen, ohne zu essen.

3.2 Vorbereitung der Behandlung

3.2.1 Erstgespräch

Das Erstgespräch hat insbesondere zum Ziel, einen guten Kontakt zu den Patientinnen[2] aufzubauen; des Weiteren soll ein erster Eindruck von der Symptomatik gewonnen werden, und die Patientinnen werden über das weitere Vorgehen (diagnostische Phase, kognitive Vorbereitung, Therapie) informiert. Im Erstgespräch werden die Patientinnen gebeten, ihre Problemlage einschließlich der Entwicklung ihrer Störung zu schildern. Der Therapeut verhält sich dabei ermutigend und erleichtert durch konkrete Rückfragen die detaillierte Schilderung auch solcher Symptome und Begleitumstände der Störung, die bei den Patientinnen Scham- und Schuldgefühle auslösen. Damit es dem Therapeuten gelingt, einen guten Kontakt zu der Patientin aufzubauen, setzt er im Erstgespräch (wie auch in der gesamten Therapie) Strategien ein, die der Entpathologisierung von Gedanken, Gefühlen oder Verhaltensweisen dienen, über die Patientinnen in der Regel nur mit großen Scham- und Schuldgefühlen berichten können. So lässt der Therapeut immer wieder einfließen, dass das Essproblem vor dem Hintergrund der Lernbedingungen verständlich ist. Er kann z. B. darauf hinweisen, dass Diäthalten in unserer Gesellschaft nicht ungewöhnlich ist, sondern dass die meisten Frauen mindestens einmal in ihrem Leben eine Diät gemacht haben. Ferner kann erwähnt werden, dass in den Medien (insbesondere in Frauenzeitschriften) fast jede Woche eine neue Diät angepriesen wird, ohne dass auf die langfristigen Folgeprobleme aufmerksam gemacht wird. Damit verbunden sind auch ganz bestimmte Annahmen über körperliche Attraktivität: Als sexy, attraktiv und erfolgreich wird in den Medien die superschlanke Frau hochstilisiert. Es ist daher nicht verwunderlich, dass sich viele Frauen an diesem zum Teil gesundheitsgefährdenden Idealbild der schlanken Frau orientieren und immer wieder Diäten durchführen.

Unter Berücksichtigung der starken Scham- und Schuldgefühle der Patientinnen sollte der Therapeut auch die Essanfälle entpathologisieren, indem er die Essprobleme als Folge körperlicher Lernprozesse beschreibt, die sich verselbstständigt haben und damit der Kontroll- und Einflussmöglichkeit durch Vorsatzbildung entzogen sind. Er kann z. B. auch darauf hinweisen, dass die von der Patientin geschilderten Verhaltensweisen nicht ungewöhnlich sind. Formulierungen wie *„Das ist ja sehr typisch für diese Art von Problemen"* oder *„Das kenne ich auch von anderen Patientinnen"* können in diesem Zusammenhang hilfreich sein. Der Therapeut kann auch zum Entpathologisieren beitragen, indem er bestimmte, für die Patientinnen problematische Verhaltensweisen vorwegnimmt, etwa indem er sagt: *„Die meisten Patientinnen mit einer solchen Essstörung stecken sich nach einem Essanfall den Fin-*

[2] Da überwiegend Frauen von Essstörungen betroffen sind, wird die weibliche Form von Patient benutzt.

ger in den Hals, um das Gegessene wieder loszuwerden. Das wird bei Ihnen wahrscheinlich auch so sein, oder wie machen Sie das?"
Des Weiteren wirkt die Erläuterung psychobiologischer Mechanismen der Symptomatik entpathologisierend. Der Therapeut rekurriert dabei auf gesunde körperliche Vorgänge. Er zeigt auf, dass der Körper unter den gegebenen Umständen normal reagiert und gelangt etwa zu der Folgerung: *„Wenn Sie keine Heißhungeranfälle bekommen würden, nachdem Sie Ihre Nahrungsaufnahme so eingeschränkt haben, dann wären körperliche Prozesse fundamental gestört."*
Das Entpathologisieren hilft den Patientinnen, über schwierige Themen zu sprechen und stärkt die Sichtweise der Patientinnen, dass der Therapeut kompetent ist und sich mit den Problemen gut auskennt. Dadurch wird die Entwicklung einer vertrauensvollen Therapeut-Patient-Beziehung gefördert.
Zum Abschluss des Erstgespräches werden die Patientinnen darüber informiert, dass es unerlässlich ist, sich vor Beginn konkreterer Überlegungen zur Durchführung einer Therapie einer umfassenden medizinischen und psychologischen Diagnostik zu unterziehen. Erst wenn die diagnostischen Befunde vorliegen, kann entschieden werden, ob das Behandlungsangebot für die betreffende Patientin geeignet erscheint. Ebenso kann auch erst nach der Diagnostik ein individueller Therapieplan erarbeitet werden. Mit der Durchführung der Diagnostik ist also noch keine Therapiezusage verbunden.
Die Patientinnen werden gebeten, sich in Ruhe zu überlegen, ob sie an den diagnostischen Maßnahmen, die in der Regel einen Tag in Anspruch nehmen, teilnehmen möchten. Es wird ggf. ein Termin vereinbart, zu dem sie anrufen, um ihre Entscheidung mitzuteilen.

3.2.2 Ärztliche Diagnostik

Bei Zustimmung zur Durchführung der diagnostischen Maßnahmen wird in Absprache mit den Patientinnen ein Termin bei einer/einem der kooperierenden Fachärztinnen bzw. Fachärzte vereinbart. Wichtig ist, dass die Ärztinnen bzw. Ärzte sowohl mit dem Störungsbild der Bulimia Nervosa als auch mit dem therapeutischen Vorgehen bei der Expositionsbehandlung vertraut sind. Bei der ärztlichen Untersuchung wird in besonderem Maße auf solche Störungen und Schädigungen geachtet, die als Folgeprobleme der Bulimia Nervosa auftreten können. Überdies prüfen die Ärztinnen bzw. Ärzte, ob Bedenken gegen die Teilnahme an den psychologisch-diagnostischen Maßnahmen oder an der geplanten Expositionsbehandlung bestehen bzw. welche Aspekte im Einzelfall dabei zu berücksichtigen sind. Wir haben einen Screeningfragebogen entwickelt, den die kooperierenden Fachärztinnen bzw. Fachärzte als Leitfaden für die Abklärung relevanter medizinischer Folgeprobleme sowie zur Dokumentation der medizinischen Befunde nutzen können (s. „Ärztliches Zeugnis" im Anhang, S. 72-73).

3.2.3 Psychologische Diagnostik

Diagnostisches Interview

Nach der ärztlichen Untersuchung wird mit den Patientinnen zunächst zum Zwecke der klassifikatorischen Diagnostik das Diagnostische Interview für psychische Störungen (DIPS, Margraf, Schneider & Ehlers, 1991; MINI-DIPS, Margraf, 1994) durchgeführt; zusätzlich werden Persönlichkeitsstörungen anhand des Strukturierten Klinischen Interviews für DSM-IV Achse II erfasst (SKID II; Fydrich, Renneberg, Schmitz & Wittchen, 1997). Darüber hinaus ist das *Eating Disorder Examination* (EDE; Cooper & Fairburn, 1987) als Interview zur Diagnostik von Essstörungen sehr hilfreich. Wir haben das Interview in unserer Arbeitsgruppe übersetzt und in einer ersten Pilotstudie zufriedenstellende Gütekriterien erzielt (Ohms, 2000). Das EDE ist ein strukturiertes Interview und wurde speziell zur Diagnostik der Psychopathologie bei Essstörungen entwickelt. Die aktuelle Version des EDE (Fairburn & Cooper, 1993) besteht zum einen aus 22 Items, die den Subskalen *Restraint*, *Eating Concern*, *Weight Concern* und *Shape Concern* zugeordnet sind; zum anderen ermöglichen weitere 14 Items die Diagnosestellung einer Anorexia bzw. Bulimia Nervosa entsprechend den DSM-IV-Kriterien.
Anhand der Skala *Restraint* werden Merkmale des gezügelten Essverhaltens erfragt (z. B. allgemeine Vermeidung von Nahrungsmitteln; Verzicht auf bestimmte Nahrungsmittel). Mit den Subskalen *Weight* und *Shape Concern* werden negative Einstellungen zum Gewicht, zur Figur sowie deren Einfluss auf das Selbstwertgefühl erfasst. Weitere Items, die keiner Skala zugeordnet sind, erheben verschiedene Formen des Überessens: objektive und subjektive Essanfälle, bei denen ein Kontrollverlust vorliegt, sowie das Überessen, bei dem Kontrolle über das Essen behalten wird. Des Weiteren werden extreme Maßnahmen der Gewichtskontrolle wie selbstinduziertes Er-

brechen, Laxantien- und Duiretikamissbrauch sowie extreme sportliche Betätigung erfasst.
Fast allen zentralen Fragen wurden Zusatzfragen beigefügt, um weitere Informationen für ein adäquates Rating zu erhalten. Diese untergeordneten Fragen können je nach Ermessen des Interviewers gestellt oder weggelassen werden. Die Einschätzung der Items erfolgt aufgrund der Häufigkeit oder der Intensität des Auftretens. Die Fragen beziehen sich auf den Zeitraum der letzten vier vergangenen Wochen bis zu den letzten drei vergangenen Monaten. Die Durchführung des EDE dauert ungefähr eine Stunde. Für die Anwendung ist ein kurzes Training nützlich. Die Veröffentlichung der deutschsprachigen Version des EDE in Form eines diagnostischen Manuals ist in Vorbereitung.
Alternativ zum EDE kann das Strukturierte Inventar für Anorektische und Bulimische Essstörungen (SIAB) von Fichter und Quadflieg (1999) eingesetzt werden. Das Interview dient der Erfassung des gesamten Spektrums der Essstörungssymptome sowie der mit Essstörungen oft einhergehenden Komorbidität (z. B. Depression, Angst). Die Symptome werden in Bezug auf zwei verschiedene Zeiträume erfasst: zum einen bezogen auf drei Monate vor dem Interview, zum anderen bezogen auf den Zeitraum seit der Pubertät bis zum Zeitpunkt drei Monate vor der Untersuchung. Die teststatistischen Eigenschaften wurden in einer Reihe von Studien belegt.

Fragebögen und Tagesprotokolle

Ferner sind verschiedene Fragebögen sinnvoll, die der Information über Einzelaspekte der bulimischen Symptomatik und der Abklärung weiterer Beschwerden bzw. psychischer oder psychosomatischer Symptome dienen. In Tabelle 3 werden die wichtigsten Verfahren beschrieben (vgl. auch Tuschen-Caffier & Florin, 1998).
Zu einem späteren Zeitpunkt (in der Regel eine Woche vor der kognitiven Vorbereitung auf die Therapie) werden die Patientinnen zudem gebeten, zwei Ess-Tagebücher zu führen (s. Anhang). Bei dem *Marburger Essanfall-Tagebuch* (s. Anhang, S. 69-71) werden die Gedanken und Gefühle, die einem Essanfall vorausgehen oder ihm folgen, detailliert erfragt. Des Weiteren werden die Patientinnen gebeten, Ereignisse zu protokollieren, die die Essanfälle möglicherweise auslösen. In dem *Marburger Ernährungsprotokoll* (s. Anhang, S. 67-68) wird erfasst, was und wie viel die Patientinnen pro Tag essen und ob es zu Kontrollverlust, Essanfällen und Maßnahmen wie Erbrechen, Laxantieneinnahme etc. gekommen ist. Abschließend wird den Patientinnen eine *Ernährungsbroschüre* (s. Anhang, S. 63-65) überreicht, die über die Folgen von Mangelernährung informiert. Sie werden gebeten, sich die dort enthaltenen Informationen einzuprägen.
Bestehen aus ärztlicher oder psychologischer Sicht Bedenken gegen die Durchführung der Therapie in

Tabelle 3: Kurzbeschreibung von Fragebögen

Bezeichnung der Verfahren	Kurzbeschreibung der Verfahren
Eating Disorder Inventory (EDI; Garner, Olmstedt & Polivy, 1983; deutsche Version Thiel & Paul, 1988)	64 Items; acht Skalen, z. B. Drang, dünn zu sein; Unzufriedenheit mit der Figur; Perfektionismus; zwischenmenschliches Misstrauen; interozeptive Wahrnehmung.
Fragebogen zum Figurbewusstsein (FFB; Cooper, Taylor, Cooper & Fairburn, 1987; deutsche Übersetzung Waadt, Laessle & Pirke, 1992)	36 Items; negative Kognitionen und Gefühle im Umgang mit der eigenen Figur.
Dutch Eating Behavior Questionnaire (DEBQ; van Strien, Frijters, Bergers & Defares, 1986; Grunert, 1989)	30 Items; extern bestimmtes, „gezügeltes" Essverhalten (restrained eating) und gefühlsinduziertes Essverhalten.
Fragebogen zum Essverhalten (FEV; Pudel & Westenhöfer, 1989)	74 Items; „gezügeltes" Essverhalten (restrained eating); Störbarkeit des Essverhaltens; erlebte Hungergefühle; flexible und rigide Kontrolle des Essverhaltens.
Symptom-Check-Liste (SCL-90-R; Derogatis, 1977; deutsche Fassung von Franke, 1995).	90 Items; neun Skalen, z. B. Somatisierung; Zwanghaftigkeit; Unsicherheit im Sozialkontakt; Depressivität; Ängstlichkeit.

der hier vorgeschlagenen Form, so werden die Patientinnen hierüber informiert und über andere Behandlungsmöglichkeiten unterrichtet.
Wenn keine Bedenken gegen die Durchführung der Therapie bestehen, wird mit den Patientinnen ein weiterer Gesprächstermin vereinbart. Dieser dient zum einen der Rückmeldung über die diagnostischen Befunde, zum anderen der Vorbereitung auf die Expositionstherapie.
Der Termin wird so gelegt, dass die Patientinnen

DATUM:__15.05.96_____	WOCHENTAG:_____Freitag_______	CODE:________
Nr. des Essanfalls, Uhrzeit bei Beginn	Nr.: ______1_________ Uhrzeit: ___ca 13.30___	Nr.: _______2_______ Uhrzeit: ____ca. 17.00__
Stimmung vor Essanfall	gut schlecht]——————————[0 1 2 3 4 5 **X** 7	gut schlecht]——————————[0 1 2 3 4 **X** 6 7
Gedanken vor Essanfall; welche?	Keine	Ich halte diesen Job nicht aus. Ich brauche Erholung, Ruhe, aber ich müsste noch so viel tun. Ich bin sooo erschöpft!
Gab es ein auslösendes Ereignis? Welches? Wann?	Nein	1. Arbeitstag
Gedanken während des Essanfalls; welche?	Ich möchte tot sein. Ich fress mich tot.	Ich will nichts mehr spüren.
Essanfall beendet; wodurch? Wann?	Bauchschmerzen, Übelkeit Ca. 16.00	Bauchschmerzen Ca. 20.15 Uhr
Stimmung nach Essanfall	gut schlecht]——————————[0 1 2 3 4 5 6 **X**	gut schlecht]——————————[0 1 2 3 4 5 6 **X**
Gedanken nach Essanfall; welche?	Ich möchte sterben. Ich komme da nie wieder raus.	Ich hasse mein Leben. Ich bin so schrecklich allein. Ich brauche Liebe und Verständnis. Ich brauche einen Menschen, bei dem ich mich aufgehoben fühle.
Gegenmaßnahmen; welche? Wann?	Erbrechen ca. 16.00 Uhr	Erbrechen ca. 2 1/2 Stunden später.
Stimmung nach Gegenmaßnahmen	gut schlecht]——————————[0 1 2 3 4 5 **X** 7	gut schlecht]——————————[0 1 2 3 4 5 6 **X**
....	....	....

Abbildung 2: Auszug aus dem Marburger Essanfalls-Tagebuch

Gelegenheit haben, vorher eine Woche lang über ihr Essverhalten Protokoll zu führen. Hierzu werden ihnen zwei Ess-Tagebücher zugeschickt. Eines dient u. a. der Eintragung von Art und Menge der aufgenommenen Nahrung sowie von Erbrechen und anderen „Gegenmaßnahmen" gegen eine Gewichtssteigerung; das andere Tagebuch erfasst Kognitionen und Stimmungen im Zusammenhang mit den Essanfällen und den Gegenmaßnahmen (s. Abb. 2).

3.2.4 Kognitive Vorbereitung

Im Rahmen der kognitiven Vorbereitung wird den Patientinnen ein möglichst plausibles Erklärungsmodell für die Entstehung und Aufrechterhaltung ihrer Störung vermittelt. Aus diesem Modell werden die Prinzipien der Behandlung, für die Patientinnen gut nachvollziehbar, abgeleitet. Entsprechend dem Erklärungsmodell der Bulimia Nervosa (s. Seite 16) werden das erste Auftreten der Essanfälle sowie deren Aufrechterhaltung durch folgende Komponenten erklärt:

Übermäßige Wichtignahme der Figur bzw. Sorge um Figur und Gewicht

Der Therapeut geht darauf ein, dass in westlichen Industrieländern seit den 60er Jahren ein extrem schlankes Schönheitsideal propagiert wird. Viele Frauen versuchen diesem Schönheitsideal zu entsprechen, indem sie wiederholt Schlankheitskuren durchführen bzw. sich extrem kalorienreduziert ernähren. Bei diesen Erläuterungen ist darauf zu achten, dass die kalorienreduzierte Ernährung der Patientinnen oder auch das Erbrechen nicht pathologisiert werden. Zum Zwecke der Entpathologisierung betont der Therapeut, dass die Wichtignahme der Figur bzw. des Gewichts und die damit verbundene kalorienreduzierte Ernährung nachvollziehbar sind: Das Schlankwerden oder Schlankbleiben hat sich vor dem Hintergrund des gesellschaftlich vermittelten Schlankheitsideals zu einem zentralen Lebensziel entwickelt. Es wird der Eindruck vermittelt, der Wert der Frau hänge entscheidend von ihrer Figur bzw. ihrem Körpergewicht ab. Vor diesem Hintergrund ist es verständlich, wenn bei Frauen massive Ängste auftreten, die eigene Figur entspreche nicht dem Schlankheitsideal, und wenn sie aus diesen Gründen Diäten durchführen, Kalorieneinschränkungen vornehmen oder etwa erbrechen. Diese allgemeinen Erläuterungen werden ggf. durch individuelle Erfahrungen der Patientinnen ergänzt, die zusätzlich erklären können, warum die Figur bzw. das Gewicht zu dem Zeitpunkt, als die Essanfälle erstmals auftraten, übermäßig wichtig genommen wurden.

Beispiel: Individuelle Erfahrungen als Erklärung für Figur- und Gewichtsprobleme

- „Sie hatten im Urlaub drei Kilo zugenommen und wollten Ihr Ausgangsgewicht wieder erreichen. Dass Ihnen das so wichtig war, hing auch damit zusammen, dass Ihr Freund Anspielungen auf Ihre Figur machte."
- „Ihr Freund hatte Sie damals verlassen; Sie haben sich das in erster Linie damit erklärt, dass er Ihre Figur nicht mehr attraktiv fand und dass er sich daher in eine Frau verliebt hat, die dem gängigen Schlankheitsideal besser entsprach. Dass Sie dann versucht haben, abzunehmen, ist für mich sehr, sehr plausibel."
- „Sie waren damals insgesamt unzufrieden mit sich: Im Studium hatten Sie einige Niederlagen zu verkraften, und auch im Privatleben fühlten Sie sich nicht wohl. Es wundert mich daher überhaupt nicht, dass Sie abnehmen wollten, um wieder zufriedener mit sich selbst zu werden. Und in der Folge ist das dann sozusagen ein Selbstläufer geworden: Das Aussehen bzw. die Figur ist zu einem sehr wichtigen Merkmal für Ihren Wert als Person geworden."

Schlankheitsdiäten, kalorienreduzierte Ernährung und Erbrechen

Der Therapeut geht darauf ein, dass die meisten Menschen, die über längere Zeit die Kalorienaufnahme einschränken, mangelernährt sind. Dies gilt auch für Personen, die normalgewichtig oder gar übergewichtig sind. Unter dem Einfluss solcher Mangelernährung tritt ein biologischer Schutzmechanismus in Kraft, der von charakteristischen psychologischen Phänomenen begleitet und unterstützt wird: Um den Mangelzustand zu beheben, ist der Körper auf Nahrungssuche ausgerichtet, und es entstehen starke Hungergefühle. Gleichzeitig werden die Aufmerksamkeit und das Denken selektiv dem Thema Essen zugewendet. Das Denken kreist immer häufiger um Speisen oder Nahrungsmittel, deren Aufnahme sich die Betroffenen üblicherweise versagen (wie z. B. Zucker). Auf Dauer können sich Menschen nicht erfolgreich gegen den körperlich und psy-

chisch bedingten Heißhunger zur Wehr setzen, folglich kommt es zu Essanfällen.
Da die Essanfälle mit Ängsten vor Gewichtszunahme verbunden sind, greifen die Betroffenen verständlicherweise zu Gegenmaßnahmen wie Erbrechen oder Abusus von Abführmitteln, welche einer Gewichtszunahme entgegenwirken sollen. Zudem befolgen sie nach den Essanfällen erneut ihren Vorsatz der kalorienreduzierten Ernährung, zum Teil verschreiben sie sich nun noch strengere Diäten als zuvor.
Die unmittelbar auf die Essanfälle folgenden Gegenmaßnahmen, die mit dem Ziel eingesetzt werden, die Kalorienaufnahme gewissermaßen ungeschehen zu machen, tragen zusätzlich zu der stark kalorienreduzierten Ernährung (Diäten bzw. Fasten) zwischen den Essanfällen dazu bei, dass der körperliche Mangelzustand mit seinen körperlichen und psychischen Begleiterscheinungen aufrechterhalten oder gar verschlimmert wird. Entsprechend hat der Körper weiterhin die Tendenz, den Mangelzustand zu beheben. Er bleibt weiterhin ständig auf Nahrungsaufnahme ausgerichtet, insbesondere auf die Aufnahme jener Nährstoffe, die in der Diät ausgespart werden; dadurch wird die Gefahr von Essanfällen erhöht.
Die Gefahr eines unkontrollierbaren Essanfalls wird zusätzlich dadurch erhöht, dass infolge des Fastens oder Diäthaltens die Wahrnehmung von Hunger und Sattheit gestört ist. So werden körperliche Signale von Sättigung bei einem Essanfall meist so lange nicht wahrgenommen, bis Schmerzen (z.B. Bauchschmerzen) eintreten oder ein starker Druck auf die Magenwand signalisiert, dass eine weitere Nahrungszufuhr unmöglich ist. Andererseits werden beim Diäthalten oder Fasten Hungersignale ignoriert oder umgedeutet.
Der Ausstieg aus dem Diäthalten bzw. Fasten wird nicht nur durch die immer wieder auftretenden Essanfälle unmöglich gemacht, sondern zusätzlich dadurch erschwert, dass längerfristige (auch intermittierende) Kalorienreduktion in der Regel mit einer Veränderung der Körperwahrnehmung einhergeht. So können die meisten Frauen mit einer Bulimia Nervosa ihren Körper bzw. ihre Figur nicht mehr objektiv anschauen oder beurteilen. Sie neigen vielmehr dazu, die Breite ihres Körpers zu überschätzen, halten sich für zu dick, auch wenn das objektiv gesehen nicht der Fall ist, und haben Angst, sich im Spiegel zu betrachten oder ekeln sich vor ihrem Anblick. Weitere Belege dafür, dass das Diäthalten bzw. Fasten nicht aus eigener Kraft aufgegeben werden kann, liefern die jeweiligen Erfahrungen der Patientinnen.

Psychische Belastungen

In Abhängigkeit von den Befunden der individuellen Problemanalyse geht der Therapeut auch auf den Zusammenhang zwischen psychischen Belastungen und Essverhalten ein. Inhaltlich können dies z.B. interpersonelle Konflikte, Leistungsängste oder intensive Gefühlslagen sein (z.B. Ärger, Traurigkeit, Langeweile, Aufregung, Einsamkeit). Als ein Mechanismus zur Erklärung, warum die Patientinnen im Zusammenhang mit Belastungssituationen Essanfälle haben, kann *Ablenkung* angeführt werden. Indem die Betroffenen mit dem Essen bzw. Erbrechen beschäftigt sind, können sie sich von störenden Gedanken und Gefühlen ablenken.
Alternativ kann den Patientinnen erklärt werden, dass psychische Belastungen bzw. die damit einhergehenden Gefühle und Gedanken zu konditionierten Reizen für antizipatorische, auf Nahrungsaufnahme ausgerichtete, körperliche Reaktionen (z.B. Insulinanstiege, die Mobilisierung freier Fettsäuren) werden können, sofern ihnen wiederholt eine Nahrungsaufnahme folgt (Jansen, 1994).
Ferner kann den Patientinnen das Prinzip der Gegenregulation vermittelt werden: während sie in relativ stressfreien Zeiten in der Lage sind, die vom Körper produzierten Heißhungergefühle zu kontrollieren bzw. zu unterdrücken, wird die Energie in Belastungssituationen für die Bewältigung der Probleme gebraucht.
Störungswissen sowie die Beherrschung der spezifischen therapeutischen Maßnahmen zur Behandlung der Bulimia Nervosa sind für den Therapieerfolg von großer Bedeutung. Eine weitere Voraussetzung ist aber auch eine positive Einstellung der Patientinnen zu der Therapie und eine hohe Bereitschaft der Behandlungsuchenden, aktiv bei der Behandlung mitzuarbeiten.
Dieser Aspekt wurde in der Therapieforschung und auch in der Praxis bislang weitgehend vernachlässigt (eine Ausnahme bilden z.B. Bartling, Fiegenbaum, Krause, 1980; Fiegenbaum, 1986). In der Praxis wird oft davon ausgegangen, dass die Motivation zur Therapie und die Bereitschaft zur aktiven Mitarbeit ein Persönlichkeitsmerkmal sei, das Patienten zur Therapie mitbringen müssten. Tun sie es nicht, so lastet man ihnen dies als Mangel an; der Therapeut ist aus der Verantwortung entlassen.
Bei der Vorbereitung der Bulimikerinnen auf die Expositionsbehandlung wird ein anderer Standpunkt vertreten: Es wird versucht, mit psychologischen Mitteln die für den Therapieerfolg günstigen Voraussetzungen bei den Patientinnen gezielt herbeizuführen. Dabei orientiert sich das

Vorgehen an der kognitiven Vorbereitung, die im Zusammenhang mit der Konfrontationstherapie von Angststörungen von Bartling, Fiegenbaum und Krause (1980) entwickelt und später differenziert wurde (Fiegenbaum, Freitag & Frank, 1992; Fiegenbaum & Tuschen, 2000; Tuschen & Fiegenbaum, 1997, 2000).

Bei der Durchführung der kognitiven Vorbereitung werden über die inhaltlichen Aspekte hinaus eine Reihe von Regeln beachtet, deren Einsatz einen erheblichen zusätzlichen Beitrag zur Motivierung der Patientinnen für die Therapie leisten kann. So ist darauf zu achten, dass die Patientinnen das Erklärungsmodell gut verstehen und behalten können, dass sie es außerdem glaubwürdig finden und für sich selbst annehmen können.

Optimierung der Verständlichkeit des Erklärungsmodells

Um das Erklärungsmodell verständlich zu machen, ist eine einfache und präzise Sprache wichtig. Fremdwörter, eine substantivische Sprache oder Langatmigkeit sind zu vermeiden. Ferner ist es sinnvoll, zentrale Aspekte des Modells schriftlich festzuhalten und dies den Patientinnen mit nach Hause zu geben.

Optimierung der Erinnerbarkeit bzw. Abrufbarkeit des Erklärungsmodells

Damit die vermittelten Informationen leicht behalten werden können, muss die Argumentation einfach, plausibel, in sich konsistent und schlüssig sowie für die Patientin sinnvoll sein; denn zu komplexe Sachverhalte (z. B. Erklärungen auf der Grundlage eklektisch aneinandergereihter Theoriebausteine) werden weniger gut behalten. Das Teufelskreismodell der Bulimia Nervosa (siehe Seite 16) entspricht den meisten dieser Anforderungen: Es ist einfach, plausibel und in sich konsistent. Damit der Patientin das Erklärungsmodell der Bulimia Nervosa nicht nur abstrakt sinnvoll erscheint, sondern auch mit Bezug auf ihr eigenes Störungsbild, ist es wichtig, ihre eigenen Lernerfahrungen bei der Darstellung des Teufelskreismodells zu berücksichtigen. Dies ist ein Gesichtspunkt, dem auch unter lern- und gedächtnispsychologischen Aspekten und im Hinblick auf die Förderung der Glaubwürdigkeit des Modells große Bedeutung zukommt und der daher im Folgenden immer wieder angesprochen wird.

Darüber hinaus sollten die Erläuterungen anschauliche Beispiele enthalten. Auch sollten sie zur assoziativen Bahnung an persönlich relevantes Gedächtnismaterial gekoppelt werden. Letzteres kann man erreichen, indem man die Patientin im Gespräch so führt, dass sie das Erklärungsmodell durch ihre eigenen Erfahrungen untermauert und dadurch gewissermaßen für sich selbst validiert. Dieser Eigenanteil und das gleichzeitige wiederholte Durchspielen einzelner Schritte des Erklärungsmodells führt wahrscheinlich zugleich zu einem größeren Elaborationsgrad, der wiederum ein späteres Erinnern und einen raschen Zugriff auf die Gedächtnisinhalte erleichtern sollte.

Es ist auch ratsam, den Patientinnen nicht das gesamte Erklärungsmodell zur rezeptiven Aufnahme vorzugeben, sondern sie anzuregen, mitzudenken, Schlussfolgerungen selbst zu ziehen bzw. das Modell mit eigenen Beispielen und Erfahrungen anzureichern.

Optimierung der Glaubwürdigkeit des Erklärungsmodells

Auch unter dem Aspekt der Vermittlung eines für die Patientin glaubwürdigen Erklärungsmodells wird während der Sitzung zur kognitiven Vorbereitung auf die Therapie weitgehend interaktiv vorgegangen. Die Patientinnen werden angeleitet, das Erklärungsmodell anhand eigener Beispiele durchzuspielen. Sie werden durch konkrete Fragen zu eigenen Schlussfolgerungen angeregt und werden nicht zuletzt ausdrücklich gebeten, ihre Bedenken, Zweifel und Fragen frei zu äußern und wenn möglich auch eigene Erfahrungen zu berichten, die mit dem Erklärungsmodell in Widerspruch zu stehen scheinen. Die Aufgabe des Therapeuten besteht dann darin, nach der Methode des geleiteten Entdeckens die offenen Fragen von der Patientin selbst beantworten zu lassen und die Kompatibilität ihrer Erfahrungen mit dem Erklärungsmodell der Bulimia Nervosa herauszuarbeiten. Bei der Gesprächsführung achtet der Therapeut darauf, mögliche Einwände der Patientin zu antizipieren und in das Erklärungsmodell zu integrieren.

Beispiel: Methode des geleiteten Entdeckens

Die 18-jährige Patientin Ulrike hat durch die Lektüre der Ernährungsbroschüre ihr Wissen bezüglich einer gesunden Ernährung verbessert. Dem Therapeuten liegen bis zur kognitiven Vorbereitung das ausgefüllte Ernährungsprotokoll und das Essanfallstagebuch (s. Anhang) sowie verschiedene ausgefüllte

Fragebögen vor. Darüber hinaus hat er Informationen aus den diagnostischen Gesprächen mit der Patientin. Er wertet zur Vorbereitung der Sitzung die Protokolle und Tagebücher aus und sucht einige Protokollseiten aus, die für den Prozess des geleiteten Entdeckens besonders geeignet erscheinen. Bei Ulrike ergeben sich z. B. starke Schwankungen hinsichtlich der pro Tag aufgenommenen Kalorien. Die Eintragungen im Tagebuch weisen zudem auf lange Zeitabstände zwischen den Mahlzeiten und auf eine sehr unausgewogene Ernährung hin. Der Therapeut (Th) legt der Patientin (P) die Auswertung und graphische Darstellung des täglichen Kalorienkonsums im Hinblick auf eine Woche vor und bespricht diese mit der Patientin.

Th „Was fällt Ihnen selbst auf, wenn Sie diese Auswertung anschauen?"
P „Das schwankt sehr."
Th „Meinen Sie, das könnte wichtig sein?"
P „Ja schon, man soll ja möglichst gleichmäßig dem Körper das an Kalorien zuführen, was er braucht, weil es sonst angeblich zeitweise zu Mangelernährung kommt."
Th „Ja, das scheint bei manchen Patientinnen ein wichtiger Gesichtspunkt zu sein. Aber wir sollten doch erst noch einmal in die weiteren Unterlagen schauen, um zu sehen, ob das bei Ihnen überhaupt zutreffen könnte. In den ärztlichen Befunden haben sich bei Ihnen doch noch keine Mangelerscheinungen gezeigt."
P „Das stimmt, es war alles in Ordnung."
Th „Vielleicht schauen wir uns noch einmal einige Tagebuchseiten von Ihnen an. Sie haben sich ja schon über gesunde Ernährung informiert und kennen sich schon ziemlich gut aus. Was sagen Sie zu den Abständen zwischen den Mahlzeiten? Sind die eher lang oder eher kurz?"
P „Die sind zum Teil sehr lang."
Th „Ja, hier waren es z. B. neun Stunden. Haben Sie da eigentlich Hunger gehabt?"
P „Nein, eigentlich nicht."
Th „Können Sie sich das erklären?"
P „Ja, vielleicht ist mein Körper da schon irgendwie durcheinander, dass ich das gar nicht mehr so merke, weil ich zu unregelmäßig esse."
Th „Hm. Das ist ein wichtiger Punkt. Das haben mir schon mehrere Patientinnen erzählt, die in sehr unregelmäßigen Zeitabständen essen. Sorgen Sie denn dafür, dass Sie Ihr Essen ausgewogen zusammensetzen? Schauen wir uns doch einmal diese beiden Seiten an. Das sind Ihre Aufzeichnungen von zwei aufeinanderfolgenden Tagen."
P (zögert) „Ja, nach dem, was ich gelernt habe, ist das wohl nicht so günstig. Da habe ich an beiden Tagen so gut wie keine Kohlenhydrate gegessen. Da kann es vielleicht wirklich zu einem Mangel kommen."
Th „Das ist durchaus möglich; aber wenn wirklich eine Mangelernährung vorliegt, dann berichten die Patientinnen im allgemeinen auch noch über andere Symptome, z. B. dass sie weniger belastbar sind oder reizbar, dass sie leicht frieren o. ä.; wie ist das denn bei Ihnen?"
P „Das merke ich auch. Ich habe abends immer ganz kalte Füße. Und mit der Reizbarkeit: Manchmal braucht mich mein Freund nur von der Seite anzuschauen, dann gehe ich schon hoch."
Th „Dann sollten wir also davon ausgehen, dass bei Ihnen zumindest zeitweise Mangelernährung vorliegt und das notieren."

In ähnlicher Weise führt der Therapeut den Prozess des Entdeckens bei der Patientin so lange weiter, bis alle Punkte des inneren Teufelskreises (Essanfälle, Angst vor Gewichtszunahme, Diäthalten oder Erbrechen) eingeführt sind. Er fragt daraufhin, ob er die Sichtweise der Patientin jetzt richtig verstanden hat, und zeichnet zu seinen Erläuterungen den Teufelskreis. Falls die Patientin den Teufelskreis plausibel findet, macht der Therapeut seinerseits Einschränkungen. Er gibt z. B. zu bedenken, dass man nach dem Protokoll annehmen könnte, die Essanfälle würden öfters auch bei schlechter Stimmung (z. B. Frustration, Leistungsdruck, Langeweile) auftreten. Entsprechend den Informationen der Patientin wird das Teufelskreismodell um die Stresskomponente erweitert. In ähnlicher Weise wird das Modell um den Einfluss des Schlankheitsideals ergänzt. Zudem sollte an dieser Stelle notiert werden, welches Schlankheits- bzw. Gewichtsziel die Patientin vor Augen hat.
Insgesamt wird der Therapeut also möglichst wenig dozieren, sondern stattdessen in langsamen und nachvollziehbaren Schritten das Erklärungsmodell anhand konkreter Erfahrungen der Patientin mit dieser gemeinsam entwickeln oder es gar

von ihr selbst entwickeln lassen. Dabei ist es wichtig, sich auf das Denk- und Wertsystem der einzelnen Patientin einzustellen und die Argumentation so zu führen, dass sie mit diesem System kompatibel ist. Es kann in keinem Fall darum gehen, dass der Therapeut versucht, der Patientin seine eigenen Wertvorstellungen und Überzeugungen überzustülpen.

Beispiel: Interpretation der Essstörung durch die Patientin

Eine religiöse Patientin lernte als Jugendliche eine Frau kennen, deren Kind Probleme mit der Nahrungsaufnahme hatte und zu verhungern drohte. Die Frau wollte einen Spezialisten im Ausland aufsuchen, hatte aber nicht das Geld dazu. Das Kind starb. Die Patientin hatte ihr seinerzeit kein Geld angeboten, obwohl sie etwas auf dem Sparkonto hatte. Später entwickelte sich bei ihr die Bulimia Nervosa, die sie als Antwort Gottes auf ihr egoistisches Verhalten interpretierte.

Es wäre zur Vorbereitung der Patientin auf die Expositionstherapie keinesfalls sinnvoll, diese Interpretation zu bezweifeln. Vielmehr ist es wichtig, die Deutung der Patientin aufzugreifen und für die Therapie nutzbar zu machen. Wenn die Entwicklung der Störung eine Antwort Gottes auf ein Fehlverhalten war, dann spricht dies nicht gegen die Erklärung der Bulimia Nervosa im Sinne des Teufelskreismodells. Die Störung kann sich genau so entwickelt haben wie in dem Erklärungsmodell angegeben. Sie könnte der Patientin als Prüfung auferlegt sein. Die Bewährung könnte in der Überwindung der Störung liegen, die durch die Teilnahme an der Expositionsbehandlung ermöglicht wird.

Optimierung der Erklärungskraft des Modells

Bei der Erarbeitung des Erklärungsmodells ist darauf zu achten, dass die persönlichen Erfahrungen der Patientinnen schlüssig in das allgemeine Modell integriert werden. Das Modell darf also durch Einzelerfahrungen der Patientin nicht falsifiziert werden. Es wurde bereits exemplarisch dargestellt, wie der Therapeut, wenn sich bei der Patientin keine Bedenken einstellen, einzelne Problempunkte vorwegnehmen und die Tragfähigkeit des Teufelskreises selbst infrage stellen kann. Wie aber ist zu verfahren, wenn von der Patientin selbst Aspekte ihrer Störung aufgezeigt werden, die mit dem Modell nicht kompatibel zu sein scheinen?

Wenn eine Patientin z. B. einwendet, dass sie bereits beim Anblick gewisser Hinweisreize (z. B. Kühlschrank) den Impuls zu essen spürt und sie dann den Lauf der Dinge nicht mehr aufhalten könne, kann dies durchaus im Rahmen des Modells erklärt werden. Es kann darauf hingewiesen werden, dass die Mangelernährung dazu führt, dass der Körper eine erhöhte Bereitschaft bzw. einen Drang zur Nahrungsaufnahme ausbildet. Diese erhöhte Bereitschaft zur Nahrungsaufnahme kann als Schutzmaßnahme des Körpers gegen Aushungerung aufgefasst werden. So ist es nicht verwunderlich, dass die Patientinnen sich gegen diesen Drang kaum zur Wehr setzen können und dass bereits der Anblick des Kühlschrankes ausreicht, um die Bereitschaft zur Nahrungsaufnahme zu wecken.

Wenn eine Patientin auf Stressoren oder psychische Probleme als Auslösebedingungen der Essanfälle Bezug nimmt, kann z. B. Folgendes überlegt werden: (a) In Stresssituationen wird viel Kraft für die Bewältigung der Probleme gebraucht. Daher reicht die Energie oft nicht mehr aus, um sich gegen den Drang des Körpers nach Nahrungsaufnahme zu wehren; (b) ferner erscheint es plausibel, dass gerade in schwierigen Lebenslagen (z. B. nach einer Trennung) die gelernte Überbetonung der Schlankheit als Attraktivitätsmerkmal an Bedeutung gewinnt. Die Fixierung auf Schlanksein als Allheilmittel für die Lösung von Problemen erhöht den Druck, nicht zuzunehmen, und führt dazu, dass das Diäthalten fortgesetzt oder verschärft wird. Dadurch schwächt man sich in psychischer und körperlicher Hinsicht und ist konstruktiven Problemlösungen nicht mehr gewachsen.

(c) Es sollte zudem bedacht werden, dass die Heißhunger-Brech-Episoden oft mit ganz bestimmten Lernerfahrungen verbunden sind. Der Körper lernt, dass Anspannung durch Essen verringert werden kann. Während eine solche Erfahrung zunächst zufällig sein kann, überträgt der Körper sie im Laufe der Zeit möglicherweise auf immer mehr Situationen, in denen die Patientin gestresst und angespannt ist. Wenn vorher gefastet oder auf andere Weise ein Zustand der Mangelernährung herbeigeführt wurde, ist es naheliegend, dass es unter psychischer Belastung besonders leicht zu Episoden des Überessens und Erbrechens bzw. zum Missbrauch von Abführmitteln kommt. So kann sich das Überessen allmählich zu einer immer wichtiger werdenden Methode der Spannungsreduktion entwickeln.

Wiederum ist es wichtig, die individuellen Erfah-

rungen der Patientin konsistent in das Modell zu integrieren. Andernfalls würden sie zur Falsifikation des Erklärungsmodells führen. Die Nicht-Falsifizierbarkeit des Erklärungsmodells ist insofern wichtig, als die Erwartungshaltung der Patientin gegenüber der Therapie entscheidend hiervon abhängt.
Damit das Modell nicht durch Einzelerfahrungen der Patientinnen widerlegt wird, ist es ferner wichtig, die zentralen Modellaussagen in Form von Wahrscheinlichkeitsaussagen zu formulieren. Wenn der Therapeut z. B. behauptet, dass ein bestimmtes Ereignis mit Sicherheit eintreten oder nicht eintreten wird (z. B. Gewichtszunahmen), so kann diese Aussage durch konkrete Erfahrungen im Verlauf der Therapie falsifiziert und das Erklärungsmodell für die Patientin unglaubwürdig werden.

Ableitung des Veränderungsmodells

Die Implikationen des Erklärungsmodells für die Veränderung der Symptomatik sollen die Patientinnen weitgehend selbst entwickeln. Hierzu werden sie angeregt, zunächst so viele Ideen wie möglich zu produzieren (z. B. weiterhin Diät halten und als „Ausgleich" gegenüber Mangelzuständen Vitamintabletten einnehmen; vielseitiger essen; mehr Sport treiben etc.). Anschließend werden sie aufgefordert, sich vorzustellen, dass sie ab sofort ihr Essverhalten in gesundheitsförderlicher Richtung verändern (z. B. regelmäßiger und ausgewogener essen). Sie sollen dann nach ihren Erwartungen in Bezug auf kurz- und langfristige Folgen befragt werden. Dabei finden Strategien der Kognitiven Therapie Anwendung (z. B. „was spricht für bzw. gegen eine Gewichtszunahme" etc.). Die Fragen des Therapeuten basieren auf den Informationen zur Ernährung (s. Informationsbroschüre zur Ernährung im Anhang, S. 63).
Ferner werden Gedankenexperimente zur Veränderung der Essproblematik durchgeführt. Der Therapeut stellt zunächst das Grundkonzept der Therapie vor. Die zu erwartenden Übungssituationen (z. B. im Beisein des Therapeuten regelmäßig essen) sollen den Patientinnen verdeutlicht werden, sodass sie sich darauf einstellen können, was sie im schlimmsten Fall zu erwarten haben (z. B. Akzeptanz von Gewichtszunahmen). Befürchtungen der Patientinnen werden grundsätzlich ernst genommen und in Gedanken durchgespielt (z. B. *„Gehen wir einmal davon aus, dass Sie tatsächlich 5 kg zunehmen, was wird das für Konsequenzen für Sie haben?"*).

Wichtig ist ferner, dass der Therapeut niemals die Primärziele der Patientin (z. B. schlanker werden wollen) infrage stellt, denn dies würde zu Reaktanz führen; stattdessen überlegt er gemeinsam mit der Patientin, ob und wie sie diese Ziele erreichen kann bzw. welche erwünschten Folgen bzw. unerwünschten Nebenfolgen die Zielerreichung ggf. haben wird.

Beispiel: Veränderungsmodell der Bulimia Nervosa

Astrid, eine 18-jährige Schülerin, ist mit einem Body Mass Index [kg/m²] von 22 als normalgewichtig einzuschätzen (vgl. „Bestimmung des Körpergewichts", Anhang, S. 66). Dennoch empfindet sie ihren Körper als viel zu dick, und sie möchte mindestens ca. 5 kg abnehmen. Deshalb macht sie häufig Abmagerungskuren, lässt Mahlzeiten ausfallen, isst sehr kohlenhydrat- und fettarm und führt willentlich Erbrechen herbei. Durch diese ungesunden Strategien der Gewichtskontrolle gerät der Körper zeitweise in einen Mangelzustand, der sich u. a. darin äußert, dass Astrid sehr schnell friert, ständig ans Essen denken muss und schnell ermüdet. Durch den körperlichen Mangelzustand lässt sich bereits ein Teil der Essanfälle erklären, die Astrid mehrmals in der Woche hat und während derer sie sich dem Essen gegenüber ausgeliefert fühlt. Darüber hinaus werden die Essanfälle durch schlechte Stimmungen (z. B. Langeweile, weil sie keine Hobbys hat; Einsamkeit) und psychische Belastungen (Streit mit dem Freund, mangelnde Akzeptanz durch Gleichaltrige) ausgelöst.
Nachdem das Erklärungsmodell zur Entstehung bzw. Aufrechterhaltung der Bulimia Nervosa mit der Patientin entwickelt worden war, fragte der Therapeut die Patientin nach ihren Ideen, um den Teufelskreis zu durchbrechen. Ein wichtiger Punkt für Astrid war, dass sie ihre Unzufriedenheit mit ihrer momentanen Lebenssituation verändern wollte. Zufriedener wäre sie, wenn sie mehr Hobbys finden würde, die Nachmittage für sie nicht immer so langweilig wären und sie mehr Kontakt mit Gleichaltrigen hätte. Der Therapeut orientierte sich an den für die Patientin zentralen Wert- und Denkvorstellungen und bekräftigte dieses Änderungsziel der Patientin.

Th „Das scheint mir auch ganz wichtig zu sein. Wenn Sie keine Hobbys haben und sich langweilen, dann bleibt Ihnen ja letztlich nichts anderes übrig als zu essen."

P „Ja, genau so ist das."

Th „Es sollte dann ein ganz wichtiges Ziel der Therapie sein, dass Sie Hobbys finden, die Ihnen Spaß machen und dass Sie sich mehr von Gleichaltrigen akzeptiert fühlen können. Was denken Sie denn, was sich dadurch für Sie verändern wird?"

P „Wenn ich einen größeren Freundeskreis hätte und mehr unternehmen würde, dann könnte ich in der Zeit ja nicht essen. Ich denke auch, dass ich insgesamt zufriedener wäre und dann diese Fressanfälle seltener wären. Oft fresse ich einfach, weil ich schlecht gelaunt bin."

Th „Das klingt sehr plausibel. Das bestätigt meinen Eindruck, dass wir unbedingt daran arbeiten sollten. Ich frage mich jetzt so, ob wir uns in der Therapie ausschließlich darauf konzentrieren sollten, diese Unzufriedenheiten zu verändern?"

P „Ja, vielleicht ist das der wichtigste Punkt."

Th „Sie hatten ja auch noch gesagt, dass Sie unzufrieden mit ihrer Figur sind und dass Sie 5 Kilo abnehmen wollen. Vielleicht ist Ihnen das jetzt aber auch gar nicht mehr so wichtig oder vielleicht löst sich das Problem ja auch von allein, wenn Sie zufriedener mit sich geworden sind. Wie denken Sie darüber?"

P „Das mit dem Abnehmen ist mir immer noch sehr wichtig. Meine Oberschenkel und mein Bauch sind viel zu dick und da muss ich unbedingt abnehmen. Ich kann mir auch nicht vorstellen, dass ich zufriedener mit meiner Figur werde und nicht mehr abnehmen will, nur weil ich mehr Hobbys habe oder mehr mit anderen unternehme."

Th „Ja, ich habe auch den Eindruck, dass das nicht funktionieren wird. Also ich will damit nicht ausschließen, dass man auch zufriedener mit seiner Figur werden kann, wenn man insgesamt mit seinem Leben zufriedener ist. Aber meinem Eindruck nach ist es Ihnen doch sehr, sehr wichtig, abzunehmen. Das sollten wir auf jeden Fall ernst nehmen. Lassen Sie uns doch mal gemeinsam überlegen, wie Sie erfolgreich abnehmen können. Vielleicht schauen wir uns zunächst einmal das an, was Sie schon ausprobiert haben."

P „Bisher habe ich nach Möglichkeit wenig gegessen, z. B. lasse ich ja öfter mal eine Mahlzeit aus. Außerdem esse ich nicht so fettige Sachen."

Th „Das ist ja erst einmal naheliegend. Die meisten Frauen machen das so, wenn sie abnehmen wollen. War das denn bisher erfolgreich?"

P „Zeitweise ja. Dann bin ich auch immer ganz stolz, wenn ich zwei bis drei Kilo abgenommen habe. Aber das Problem ist, dass ich das ja nicht durchhalte. Es gibt dann ja zwischendurch immer wieder diese Fressanfälle. Und auch wenn die Fressanfälle nicht wären, bleibt immer noch dieses Heißhungergefühl auf all die Sachen, die ich zeitweise nicht esse. An den Tagen, an denen ich nicht faste, esse ich dann immer viele Süßigkeiten. Ich habe dann einen richtigen Nachholbedarf."

Th „Das klingt so, als wären Sie mit dieser Strategie immer nur kurzfristig erfolgreich."

P „Ja, das stimmt."

Th „Wir müssten also einen Weg finden, mit dem Sie nicht nur kurzfristig abnehmen, sondern das Gewicht auch langfristig halten können."

P „Ja, das wäre schön!"

Th „Vielleicht schauen wir uns noch mal genauer an, warum Ihre bisherige Strategie nicht erfolgreich war. Oft kann man daraus ja lernen, wie man es anders machen kann. Also, bisher haben Sie es immer nur für kurze Zeit durchgehalten, wenig zu essen und auf bestimmte Sachen zu verzichten. Dann haben Sie Fressanfälle bekommen oder haben verstärkt das gegessen, was Sie sich versagt haben. Wir hatten ja eben erarbeitet, dass der Körper in einen Zustand der Mangelernährung gerät, wenn er nicht genug Nährstoffe bekommt. Er produziert dann Heißhungergefühle und holt sich mit aller Kraft, was er braucht. Da sind Sie Ihrem Körper ja regelrecht ausgeliefert."

P „Das ist richtig. Ich bin dann nur noch auf das Essen programmiert. Zunächst nehme ich mir ja noch vor, nicht so viel zu essen. Aber das schaffe ich dann doch nicht. Ich bin dann nicht mehr ich selbst!"

Th „Der Körper macht dann was er will. In der Menschheitsgeschichte war das auch ein ganz wichtiger Mechanismus zur Arterhaltung: Der Körper produziert Heißhungergefühle und Fressanfälle, um sich vor Aushungerung zu schützen. Dieser Mechanismus ist kaum durch Willenskraft zu beeinflussen. Wenden wir uns jetzt noch mal der Frage zu, wie Sie dennoch langfristig erfolgreich abnehmen können. Es scheint ja so zu sein, dass die Mangelernährung des Körpers immer wieder dazu führt, dass Sie nicht erfolgreich abnehmen können und dass Sie darüber hinaus auch noch diese Fressanfälle haben. Haben Sie eine Idee, was Sie anders machen könnten?"

P „Vielleicht müsste ich den Körper überlisten. Wenn ich z. B. langsamer abnehmen würde, käme der Körper vielleicht nicht so stark in diesen Zustand der Mangelernährung."

Th „Was würden Sie denn beim Essen anders machen als bisher? Ich meine, wie könnte das konkret aussehen, wenn Sie langsamer abnehmen würden?"

P „Ich müsste vielleicht kleine, aber regelmäßige Mahlzeiten zu mir nehmen."

Th „Da ist aber auch noch der Heißhunger auf die Süßigkeiten, die Sie verständlicherweise nicht essen, weil die zu viele Kalorien haben. Der würde doch dadurch nicht weggehen, oder?"

P „Ich weiß es nicht. Vielleicht nicht. Aber kann es nicht auch sein, dass der Heißhunger damit zusammenhängt, dass der Körper in einem schlechten Ernährungszustand ist?"

Th „Ja, das kann sehr gut sein. Dann müsste der Heißhunger weggehen, wenn Sie ihre Essgewohnheiten ändern."

P „Jedenfalls will ich diesem Drang nach Süßigkeiten nicht nachgeben. Dann werde ich nämlich niemals abnehmen."

Th „Ihre Überlegungen sind sehr gut. Manche Menschen bekommen diesen Drang nach Süßem weg, wenn Sie sich hin und wieder Süßigkeiten erlauben. Aber das muss ja für Sie nicht von Bedeutung sein. Es ist durchaus sehr plausibel, dass der Drang nach Süßem dann weggeht, wenn Sie regelmäßiger essen."

P „Ich habe natürlich Angst davor, dass ich regelmäßig esse und zusätzlich noch diese Fressanfälle habe. Da kommen ja immer noch mal Kalorien dazu. Dann kann es doch sein, dass ich sogar zunehmen werde."

Th „Das wäre natürlich ein ganz schlechter Verlauf. Meinen Erfahrungen nach ist es so, dass die Fressanfälle allmählich aufhören, wenn sich die Mangelernährung des Körpers verbessert. Aber diese Erfahrungen nützen Ihnen ja nichts. Bei Ihnen könnte das ja auch ganz anders sein."

P „Und das wäre ganz schlimm für mich. Den Gedanken, dick zu werden, ertrage ich nicht."

Th „Das kann ich gut nachvollziehen, denn das wäre auch für mich keine angenehme Vorstellung. Dass Sie bisher öfter Mahlzeiten ausgelassen haben und auch erbrochen haben, hatte ja durchaus den Vorteil, dass Sie nicht übergewichtig geworden sind."

P „Das stimmt."

Th „Wenn es für Sie das Wichtigste ist, mit absoluter Sicherheit nicht zuzunehmen, könnte es ja am besten sein, wenn Sie Ihre Essgewohnheiten nicht umstellen."

P „Na ja, dann werde ich aber auch die Bulimie nicht los."

Th „Das ist richtig. Das wäre dann ein Nachteil. Aber es scheint ja so zu sein, dass Sie in jedem Fall auch Nachteile in Kauf nehmen müssen: Wenn Sie Ihre Essgewohnheiten ändern und z. B. regelmäßiger essen, bleibt für Sie das Risiko, ob damit die Fressanfälle weggehen. Wenn sie nicht weggehen, nehmen Sie zusätzlich zu den regulären Mahlzeiten auch noch die Kalorien auf, die während der Fressanfälle aufgenommen werden. Damit kommen Sie ihrem Ziel, abzunehmen nicht näher. Im Gegenteil, Sie könnten dann sogar zunehmen. Wenn Sie sich dagegen dafür entscheiden, alles so zu lassen wie bisher, bleiben eben die Fressanfälle. Ich weiß auch nicht, für welche der beiden Wege ich mich an Ihrer Stelle entscheiden würde. Vielleicht erscheinen Ihnen ja die Nachteile, die Sie bei den Fressanfällen in Kauf zu nehmen haben, geringer im Vergleich zu dem Risiko, nicht abzunehmen oder sogar zuzunehmen."

P „Ich muss schon sagen, dass ich Angst davor habe, zuzunehmen. Aber Sie hatten doch eben gesagt, dass die Fressanfälle Ihren Erfahrungen nach aufhören, wenn die Mangelernährung abgebaut wird. Das heißt doch, dass das Risiko für mich gar nicht so groß ist."

Th „Das ist schon richtig. Bei den meisten Patientinnen ist das so. Aber genau genommen ist das doch keine Garantie dafür, dass das auch bei Ihnen so sein wird. Ein gewisses Risiko bleibt also."

P „Ja, das verstehe ich. Es ja klar, dass Sie mir keine Garantie geben können, dass ich abnehmen werde und dass ich die Bulimie loswerde. Aber so wie bisher will ich nicht weiterleben. Das funktioniert ja auch nicht."

Das Beispiel macht deutlich, dass der Therapeut gemeinsam mit der Patientin die Ziele und die jeweiligen Vor- und Nachteile der Therapie erarbeitet. Keinesfalls darf der Therapeut die Entscheidung der Patientin für oder gegen die Therapie direkt beeinflussen (z. B. durch Überreden). Zum Abschluss des Gesprächs fasst der Therapeut die besprochenen Vor- und Nachteile für oder gegen die Therapie nochmals zusammen, greift die Bedenken der Patientinnen auf, zeigt Verständnis für die Bedenken und tut nichts, um sie zu entkräften. Die Patientinnen sollten dann ca. eine Woche Bedenkzeit haben und den Therapeuten telefonisch darüber benachrichtigen, ob sie die Therapie machen möchten oder nicht. Die Selbstständigkeit der Entscheidung, das wiederholte Abwägen der Vor- und Nachteile der Therapie auf der Grundlage einer detaillierten Information über die Anforderungen der Therapie, ist eine hervorragende Voraussetzung für eine hohe Motivation und Kooperationsbereitschaft der Patientinnen.

3.3 Konkretes Vorgehen bei der Therapie

Die Therapie zielt schwerpunktmäßig auf die Veränderung jener Komponenten ab, die im Teufelskreismodell zur Entstehung bzw. Aufrechterhaltung der Essstörung Bulimia Nervosa identifiziert wurden:

- Ernährungstraining zum Aufbau eines normalgesunden Essstils.
- Exposition gegenüber Figur und Gewicht.
- Exposition gegenüber kalorienreichen Nahrungsmitteln („binge food“) und Belastungssituationen.

Als therapeutische Strategien werden vor allem die Methode der Exposition und spezielle kognitive Strategien im Sinne der systemimmanenten Gesprächsführung (vgl. Fiegenbaum & Tuschen, 2000; Tuschen & Fiegenbaum, 1997, 2000; Tuschen-Caffier & Hilbert, 1999) eingesetzt. Je nach den Ergebnissen der individuellen Problemanalyse, die in das individualisierte Erklärungsmodell Eingang finden, kommt den einzelnen Schwerpunkten unterschiedliches Gewicht zu. Ferner werden entsprechend der individuellen Problemlage ggf. Kompetenzen im Umgang mit Belastungssituationen und negativen Stimmungen aufgebaut.
Die Behandlung beginnt vorzugsweise in Form einer zeitlich komprimierten zehn- bis vierzehntägigen Kompaktbehandlung mit täglich mehrstündigen Therapiesitzungen. Dadurch erreichen die Patientinnen relativ rasch Veränderungen und sind in der Anschlussphase mit zeitlich verteilten Therapiesitzungen motiviert, die erreichten Erfolge zu stabilisieren bzw. zu erweitern. Der Therapieeinstieg kann aber auch so gestaltet werden, dass in der ersten Therapiephase drei Therapieblöcke mit jeweils ca. drei bis vier Therapiestunden pro Woche durchgeführt werden, und das Therapiestundenkontingent über eine längere Zeitspanne verteilt wird. Zur Motivierung der Patientinnen bzw. zum schnelleren Auflösen des Teufelskreises ist es unseren Erfahrungen zufolge aber auf jeden Fall empfehlenswert, zu Beginn der Therapie ein höheres Zeitkontingent zu veranschlagen als eine Therapiestunde pro Woche.
Im Folgenden wird die Kompaktbehandlung exemplarisch beschrieben. Da die Behandlung keine Standardtherapie ist, sondern jeweils auf die individuelle Problemlage der Patientinnen zugeschnitten wird, empfiehlt es sich, die skizzierten Behandlungsmodule und die beschriebene Abfolge der Behandlungsmaßnahmen lediglich als Anregung für die individuelle Therapieplanung zu nutzen.

3.3.1 Rahmenbedingungen der Therapie

Die Behandlung ist so aufgebaut, dass die Patientinnen therapeutische Übungen anfangs in Anwesenheit des Therapeuten und später zunehmend allein durchführen (z. B. kochen, Mahlzeiten einnehmen, sich mit ihrem Gewicht und ihrer Figur konfrontieren). Im Verlauf eines Behandlungstages wird an verschiedenen Themen (z. B. Essverhalten; Einstellungen zur Figur und Gewicht) gearbeitet. Für dieses Vorgehen sprechen folgende Überlegungen: Die Umstellung der Ernährung führt zu einer zunehmenden Angst vor Gewichtszunahme und einer nachteiligen Veränderung der ohnehin schon negativ bewerteten Figur. Werden die Probleme der Figurwahrnehmung bzw. -bewertung erst gegenüber der Änderung des Essverhaltens zeitlich verzögert betrachtet, besteht die Gefahr, dass die Patientinnen die Ernährungsregeln nicht einhalten können, weil sie zu viel Angst vor einer Gewichtszunahme entwickeln. Dadurch würde der Therapieerfolg behindert, unter Umständen würde die Therapie sogar abgebrochen, weil die Patientinnen sich überfordert fühlen. Die Exposition gegenüber der Figur und dem Gewicht ist eine schnellgreifende Maßnahme zur Verringerung von Ängsten vor der Gewichtszunahme und vor dem Verlust an körperlicher Attraktivität; als solche ist sie geeignet, die Er-

nährungsumstellung zu unterstützen und ein Wiedereintreten in den Teufelskreis von *Diäthalten-Mangelernährung-Essanfall-Angst vor dem Dickwerden-Diäthalten* zu verhindern.
Desgleichen ist es möglich, dass die Umstellung auf eine geregelte und ausgewogene Ernährung nicht sofort zur Beendigung der Essanfälle führt, da das intensive Verlangen nach Essen und die damit einher gehenden körperlichen Bereitstellungsreaktionen für die Nahrungsaufnahme meist an eine Reihe von inneren und äußeren Situationen konditioniert sind. Fast immer besteht z. B. eine Koppelung an den Anblick, den Geruch und Geschmack jener Speisen, die bei den Essanfällen bevorzugt werden. Ferner besteht oft eine Konditionierung an bestimmte Belastungsbedingungen oder auch an negative Stimmungen (z. B. Langeweile). Folglich muss neben der Ernährungsumstellung und der Änderung der Wahrnehmung und Bewertung von Figur und Gewicht diesen Bedingungen durch Expositions- oder gezielte Kompetenzübungen Rechnung getragen werden.

3.3.2 Regeln für die therapeutische Gesprächsführung

Der Therapeut führt die therapeutischen Gespräche entsprechend den Regeln der systemimmanenten, kognitiven Therapie (Fiegenbaum & Tuschen, 2000; Tuschen & Fiegenbaum 1997, 2000). Damit ist gemeint, dass er sich in die Denk- und Wertsysteme der Patientinnen hineinversetzt und bei allen therapeutischen Interventionen berücksichtigt. So argumentiert der Therapeut nie gegen die Annahmen und Überzeugungen der Patientinnen, sondern führt das Gespräch so, dass sie wichtige Schlussfolgerungen selbst ziehen und sich hierauf aufbauend eigenständig für oder gegen eine Einstellungs- oder Verhaltensänderung entscheiden können. Folgende Strategien der systemimmanenten Gesprächsführung können für die Anregung der Patientinnen zu neuen Denkweisen und zur Erprobung neuer Verhaltensstile hilfreich sein:

Entpathologisieren

Um die Patientinnen, kognitiv und emotional erreichen zu können sowie den Therapieprozess günstig beeinflussen zu können, setzt der Therapeut Strategien zur Entpathologisierung ein. Damit ist gemeint, dass die Gefühle und Gedanken sowie das Verhalten der Patientinnen angesichts ihrer Grundannahmen, Werte oder Motive sowie angesichts biologischer Mechanismen oder bestimmter Lernerfahrungen als sehr nachvollziehbar und plausibel eingeschätzt werden. Diese Strategien sind insbesondere in den ersten Gesprächen mit den Patientinnen sehr wichtig (s. oben Erstgespräch), aber sie werden auch im gesamten Therapieverlauf eingesetzt, um die Patientinnen zu entlasten und ihre Bereitschaft zu steigern, sich aktiv für ihre therapeutischen Veränderungen einzusetzen.

Beispiel: Entpathologisierung von Zweifeln am Therapieerfolg

Th: „Dass Sie nach diesen Rückschlägen daran zweifeln, ob Ihnen diese Therapie helfen wird, ist für mich sehr, sehr nachvollziehbar. Das zeigt doch wieder, dass Ihre gefühlsmäßigen Reaktionen auf Belastungen völlig gesund und intakt sind. Ich würde mir wirklich eher Sorgen machen, wenn Sie das alles kalt lassen würde ... Sie können das natürlich nicht wissen, aber mir zeigt das letztlich wieder, dass der Therapieverlauf völlig typisch, ja fast schon lehrbuchmäßig verläuft: Es gab eine anfängliche Phase schneller und gravierender Veränderungen, in der Sie sich berechtigterweise über Ihre Fortschritte gefreut haben und in der Sie die Hoffnung gewonnen haben, dass sich Ihre Probleme schnell lösen lassen werden. Jetzt geht es nicht so recht voran und Sie leiden darunter, dass Probleme, die Sie für überwunden hielten, wieder auftreten. Es ist nun mal leider so, dass sich Veränderungen erst konsolidieren müssen und das es daher gar nicht gut wäre, wenn Sie das anfängliche Tempo der Veränderungen beibehalten hätten. Das wäre letztlich eine Überforderung und es können sich keine tiefgreifenden Veränderungen ergeben, wenn alles wie im Zeitraffer abläuft. Auch ist es besser, wenn bereits während der Therapie so genannte Rückfälle passieren. Das gibt uns die Chance, gemeinsam zu erarbeiten, wie Sie damit am besten umgehen können ... Aber natürlich verstehe ich Ihre Gefühle der Enttäuschung und Ihre Zweifel an der Therapie sehr gut. Es würde mir ganz genauso gehen, wenn ich an Ihrer Stelle wäre ..."

Gedanken oder Probleme vorwegnehmen

Indem der Therapeut jene Gedanken und Probleme in Worte fasst, die typischerweise mit der Bulimia Nervosa einhergehen, hilft er den Patientinnen, zunehmend offener über ihre Sorgen und Ängste zu reden. Gleichzeitig fühlen sich die Patientinnen dadurch verstanden, und sie erleben den Therapeuten als jemanden, der sich mit der Problematik auskennt. Ferner wird die Compliance gegenüber der Therapie erhöht, da bestimmte Probleme, die im Verlauf der Behandlung relativ häufig auftreten, als normale, zu erwartende Reaktionen eingeordnet werden.

Beispiel: Problemvorwegnahme durch den Therapeuten

Th: „Essanfälle und Erbrechen können während der nächsten Wochen noch auftreten, obwohl Sie regelmäßiger essen. Ich kann mir vorstellen, dass Sie dann wahrscheinlich denken werden, die Therapie nützt nichts und ich werde meine Probleme dadurch nicht los werden. Solche Gedanken und Befürchtungen sind ganz normal und die hätte ich bestimmt auch, wenn ich Erfahrungen machen würde, die ich schwer einordnen könnte. Vielleicht hilft es Ihnen dann ein bisschen, wenn Sie wissen, dass es zu Beginn der Therapie ganz normal ist, wenn weiterhin Essanfälle und Erbrechen auftreten. Der Körper stellt sich nämlich erst allmählich um. Die gelernte Reaktion des Körpers, in bestimmten Situationen Nahrung aufnehmen zu wollen, die vorbereitende Insulinausschüttung und das Absinken des Blutzuckerspiegels bleiben meistens noch eine gewisse Zeit bestehen, selbst wenn die Mangelernährung bereits behoben ist. Das ist kein Indiz dafür, dass die Therapie bei Ihnen nicht wirken wird."

Von einem Wahrscheinlichkeitsmodell ausgehen

Der Therapeut arbeitet durchgängig mit einem *Wahrscheinlichkeitsmodell,* so dass die Aussagen des Therapeuten nicht durch widersprechende Erfahrungen der Patientinnen widerlegt werden. So wird sich der Therapeut z. B. bei Fragen nach einer zu erwartenden Gewichtszunahme oder nach dem für den Körper benötigten Zeitraum für die Umstellung des Grundumsatzes nicht genau festlegen, sondern betonen, dass die Reaktionen von Person zu Person unterschiedlich sind.

Beispiel: Wahrscheinlichkeitsaussagen zur Veränderung der Essstörung

Th: „Ich kann mir gut vorstellen, dass Sie sich jetzt fragen, wie viel Sie durch die Therapie zunehmen werden. Erfahrungsgemäß ist es so, dass die wenigsten Patientinnen tatsächlich deutlich zunehmen. Diejenigen, die stärker an Gewicht zunehmen, sind in der Regel auch untergewichtig. Aber ich kann mir auch vorstellen, dass Ihnen das keine Sicherheit gibt, denn Sie könnten ja zu den Wenigen zählen, die deutlich zunehmen, obwohl sie nicht untergewichtig sind."

Selbstverantwortung der Patientinnen betonen

Nicht nur, aber gerade auch essgestörte Patientinnen reagieren häufig mit Widerstand, wenn sie sich zu bestimmten Veränderungen gedrängt fühlen. So ist es beispielsweise für viele essgestörte Patientinnen aversiv, gemeinsam mit dem Therapeuten eine Mahlzeit einzunehmen. Sie fühlen sich beobachtet, kontrolliert und unter Druck gesetzt, ihren Teller leer essen zu müssen. Sie setzen daher mehr oder weniger offensichtlich Vermeidungsstrategien (z. B. Termine hinauszögern oder absagen) ein; ferner zeigen sie Reaktanz gegenüber den als unangenehm erlebten Veränderungsversuchen des Therapeuten, indem sie sich beispielsweise nicht an Vereinbarungen halten (z. B. weiterhin ausschließlich kalorienarme Nahrungsmittel essen). Der Therapeut vermeidet es daher, in die Rolle einer sanktionierenden Erziehungsperson zu rutschen und quasi mit „erhobenem Zeigefinger" darüber zu wachen, dass die Patientinnen seinen Empfehlungen Folge leisten. Stattdessen macht er von Beginn der Therapie an deutlich, dass letztendlich die Patientinnen selbst für Ihren Therapieerfolg und für das Tempo der Veränderungen verantwortlich sind.

Beispiel: Selbstverantwortung betonen

Th: „Ich kann mir gut vorstellen, dass es für Sie schwer ist, diese Portion Nudeln zu essen. Vielleicht werden Sie schon jetzt denken, dass Sie nach dem Essen alles wieder erbrechen werden. Das höre ich jedenfalls meistens von Patientinnen, die Probleme mit dem Essen haben. Ich werde Sie also nicht daran hindern, zu erbrechen, denn letztlich kann ich das sowieso nicht kontrollieren ... Ich werde Sie auch nicht zwingen, diesen Teller Nudeln leer zu essen, denn auch das kann und will ich nicht... Andererseits, wenn Sie es schaffen, diesen Teller Nudeln zu essen, werden Sie schon einen ganz großen Schritt vorangekommen sein und Sie können stolz auf sich sein, eine Gewohnheit gebrochen zu haben... Dies um so mehr, wenn Sie es auch noch schaffen, anschließend nicht zu erbrechen.... Ich weiß, dass das sehr, sehr viel Kraft kostet und wirklich keine leichte Aufgabe ist."

Dilemmata des Problemverhaltens aufzeigen

Bei dieser Intervention vermittelt der Therapeut den Patientinnen Informationen, die die Funktionalität des Problemverhaltens (z.B. häufige Fastenkuren, um abzunehmen) infrage stellen. Dadurch wird bei den Patientinnen ein kognitiv-emotionaler Konflikt erzeugt, der den inneren Handlungsdruck in Richtung einer Veränderung des Problemverhaltens erhöht. Der Therapeut unterlässt direkte Beeinflussungsversuche und zeigt stattdessen lediglich die Folgen des Problemverhaltens auf; gleichzeitig signalisiert er, dass das Verhalten angesichts der Grundannahmen, Ziele und Befürchtungen der Patientinnen nachvollziehbar und plausibel ist. So kann das Beispiel, das im Zusammenhang mit der Betonung der Selbstverantwortung der Patientinnen angeführt wurde (s.o.) unter anderem wie folgt ergänzt werden:

Beispiel: Darstellung der Folgen des Problemverhaltens

Th: „... Andererseits ist es natürlich so, dass dem Körper durch das Erbrechen wieder wichtige Nährstoffe entzogen werden oder dass ihm die Nährstoffe weiterhin fehlen, wenn Sie sich nicht ausgewogen ernähren. Dadurch kann es länger dauern bis Sie eine Veränderung ihrer Essprobleme erreichen. Im schlechtesten Fall kann es auch sein, dass sich Ihre Probleme dann gar nicht verändern lassen ... Aber das brauche ich Ihnen ja eigentlich gar nicht zu sagen, denn das wissen Sie ja selbst."

Kognitiv-affektive Reaktanz auflösen

Entsprechend der Reaktanztheorie (zum Überblick vgl. Dickenberger, Gniech & Grabitz, 1993; Eagly & Chaiken, 1993) ist zu erwarten, dass die Patientinnen ihre Überzeugungen und Ziele um so mehr verteidigen werden, je stärker sie sich vom Therapeuten zu einer Einstellungs- bzw. Verhaltensänderung gedrängt fühlen. Das bedeutet, je stärker der Therapeut die Patientinnen argumentativ zu überzeugen versucht, desto mehr werden die Patientinnen ihre Denk- und Argumentationsweise im Sinne eines „Bumerang-Effekts" dagegen absetzen. Dieser so genannte *Widerstand* der Patientinnen kann konstruktiv aufgelöst werden, wenn der Therapeut die Gedanken, Gefühle, Ziele etc. der Patientinnen ernst nimmt, seine eigene Position relativiert und deutlich macht, dass die Sichtweise der Patientinnen durchaus überzeugend ist. Gleichzeitig werden eher beiläufig Informationen vermittelt, welche die Motivation der Patientinnen für Veränderung wecken können.

Beispiel: Auflösung von Widerstand

Th: „Jeder anderen Patientin würde ich empfehlen, die Ernährung umzustellen, denn dadurch gehen die Essanfälle erfahrungsgemäß deutlich zurück. Aber Sie sind sich da ja ganz sicher, dass das bei Ihnen nicht helfen wird ...Und so wie ich Sie einschätze, sagen Sie das ja nicht nur so daher, sondern Sie haben da bestimmt Erfahrungen gemacht oder Überlegungen angestellt, die Ihre Ansicht untermauern. Lassen Sie uns doch zunächst mal darüber reden ..."

Th: „Ja, ich habe jetzt verstanden, dass viele Gründe dagegen sprechen, dass durch eine Ernährungsumstellung bei Ihnen bereits wichtige Veränderungen erzielt werden könnten. Sie haben bereits zeitweise normal gegessen und hatten trotzdem weiterhin Essanfälle. Zusätzlich haben Sie damals auch noch zugenommen. Das ist verständlicherweise nicht sehr motivierend, das nochmals zu probieren... Andererseits, was mich wirklich nachdenklich stimmt, ist die Tatsache, dass der Körper manchmal ganz schön lange braucht, bis die Mangelernährung überwunden ist ... Vielleicht könnten Sie Erfolg haben, wenn Sie hier in der Therapie konsequent lernen, sich anders zu ernähren und wenn Sie parallel dazu unterstützt werden, die Essanfälle in den Griff zu bekommen. Das ist jedenfalls das, was wir bei den meisten unserer Patientinnen erleben ... aber natürlich kann das bei Ihnen ganz anders sein und wenn Sie absolut sicher sind, dass das bei Ihnen nichts nützen wird, sollten wir bei Ihnen auf eine Ernährungsumstellung verzichten ..."

Indem der Therapeut keine direkten Beeinflussungsversuche startet, wird der Entscheidungsfreiraum der Patientinnen wieder hergestellt, und sie können für sich überprüfen, ob es für sie lohnend erscheint, die Anregungen des Therapeuten aufzugreifen. Die Patientinnen werden durch diese Art der Gesprächsführung auch dazu angeregt, zu überprüfen, ob sie sich wirklich absolut sicher sein können, dass bestimmte Therapievorschläge bei Ihnen nicht wirken werden.

Verhaltensexperimente

Therapeutische Aufgaben, z. B. Expositionen gegenüber der Figur, ein veränderter Essstil, werden als Aufgaben eingeführt, anhand derer die Patientinnen mit Unterstützung des Therapeuten herausfinden können, inwiefern die in der kognitiven Vorbereitung erarbeiteten Erklärungsmuster angemessen sind. Ferner sollen die Verhaltensexperimente dazu dienen, Einflussmöglichkeiten auf die Wirkmechanismen ihrer Probleme zu erproben. Indem therapeutische Aufgaben als Verhaltensexperimente vorgestellt werden, sind die Patientinnen häufig motivierter, auch stark angstbesetzte Änderungen (z. B. Veränderung des Essverhaltens in Richtung eines normalgesunden Essstils) auszuprobieren.

Beispiel: Anregung zu Verhaltensexperimenten
Th: „... Sie haben natürlich Recht, dass niemand mit Sicherheit sagen kann, ob bereits durch eine Ernährungsumstellung die Häufigkeit Ihrer Essanfälle gesenkt werden kann. Mir stellt sich jetzt aber die Frage, ob Sie bereit sind, das auszuprobieren und selbst herauszufinden, ob auch für Sie gilt was für die meisten Menschen mit Essproblemen zutrifft? Selbstverständlich können sie damit auch wieder aufhören, wenn sich Ihre Befürchtungen bestätigen und sich trotz konsequenter Verhaltensänderung bei Ihnen keine Erfolge abzeichnen sollten.

3.3.3 Ernährungstraining zum Aufbau eines normalgesunden Essstils

Um normalgesundes Essverhalten auszubilden, ist es wichtig, auf eine regelmäßige, ausreichende, ausgewogene und abwechslungsreiche Ernährung zu achten (vgl. Deutsche Gesellschaft für Ernährung, 1992). Darüber hinaus sollten auch so genannte „verbotene Lebensmittel" (z. B. Süßigkeiten) in moderaten Mengen in den Essensplan aufgenommen werden. Es handelt sich hierbei meist um Speisen, welche die Patientinnen sehr gerne mögen, die sie sich aber aufgrund des Kaloriengehaltes verbieten.

Wichtig ist es darüber hinaus, die Patientinnen resistent zu machen gegenüber Risikosituationen für Essanfälle; denn Essanfälle erhöhen die Gefahr, dass die Patientinnen wieder versuchen, Mahlzeiten oder bestimmte Nahrungsmittel auszusparen und dass so der bulimische Teufelskreis wieder neu beginnt. Zum Aufbau eines normalgesunden Essverhaltens werden folgende Maßnahmen ergriffen:

Erstellen von Essensplänen

Der Therapeut lässt sich von der Patientin zunächst noch einmal die körperlichen und psychischen Folgen von bulimietypischer Mangelernährung erläutern. Anschließend planen beide gemeinsam die Zusammensetzung und ggf. Vorbereitung der Mahlzeiten für einen Tag. Bei der Erstellung des Tagesplanes werden sowohl gesundheitliche als auch genussorientierte Aspekte berücksichtigt. Bei den gesundheitlichen Aspekten zur Verteilung der Makronährstoffe werden die Empfehlungen der Gesellschaft für gesunde Ernährung beachtet (65% Kohlenhydrate, 10% Eiweiss, 25% Fett). Die Essenspläne für die folgenden Tage werden von der Patientin allein zusammengestellt. Der Therapeut verfolgt die Ernährung anhand der Ernährungsprotokolle. Zunächst wird die *Regelmäßigkeit der Mahlzeiten* betont. In der Folge wird die Patientin zunehmend angeregt, *mehr Kalorien pro Mahlzeit* zu sich zu nehmen und auf eine *ausgewogene Zusammensetzung* der Speisen zu achten.

Einnehmen der Mahlzeiten

Mit Beginn der Therapie nehmen die Bulimikerinnen gemeinsam mit dem Therapeuten drei Hauptmahlzeiten pro Tag zu sich. Zwischen den Hauptmahlzeiten werden zwei kleinere Snacks gegessen. Während der Mahlzeiten werden Informationen über gesunde Ernährung aufgefrischt. Vor und nach den Mahlzeiten werden ggf. unangemessene Gedanken in Bezug auf Art und Menge der Ernährung oder hinsichtlich einer befürchteten Gewichtszunahme identifiziert und mit speziellen kognitiven Strategien verändert. Zudem werden den Patientinnen Regeln für psychologisch und physiologisch günstiges Essen vermittelt:

Beispiel: Psychologisch und physiologisch richtiges Essen

Langsam kauen und kleine Bissen nehmen.

Begründung: Hastiges, schnelles Essen ist weniger gut verträglich und führt häufiger zu Missempfindungen im Magen- bzw. Darmbereich; Sättigungsempfindungen sind in der Regel erst 20 bis 30 Minuten spürbar, nachdem mit dem Essen begonnen wurde; langsames Essen verhindert, dass in diesem Zeitraum zu viel gegessen wird, indem Zeit für die Wahrnehmung der Sättigung gewonnen wird. Die Wahrnehmung von Geschmacksempfindungen ist beim langsameren Kauen leichter; dadurch wird die Wahrscheinlichkeit erhöht, beim Essen zu genießen und damit auch „psychologisch satt" zu werden.

Begriffe für Geschmacksempfindungen finden.

Begründung: Dadurch lernen die Patientinnen, bewusster zu essen und genauer zu spüren, was ihnen schmeckt bzw. nicht schmeckt. Sie werden sensibler für ihre Geschmacksvorlieben und können ihr Essverhalten so ausrichten, dass der Genuss beim Essen ansteigt. Ferner wird dadurch auch die Einhaltung der anderen Essensregeln, z.B. langsam kauen, gefördert, da es Zeit erfordert, Begriffe für Geschmacksempfindungen zu finden.

Das Essen zwischenzeitlich kurz unterbrechen.

Begründung: Wie bei der Regel „langsam kauen und kleine Bissen".

Sich nicht zu stark durch Außenreize von der Wahrnehmung der Geschmacksempfindungen ablenken.

Begründung: Dadurch wird die Empfindungs- und Genussfähigkeit beim Essen gesteigert, sodass die Patientinnen zum einen Sättigungsempfindungen früher und adäquater wahrnehmen können und zum anderen auch „psychologisch satt" werden, ohne große Nahrungsmengen essen zu müssen („weniger ist oft mehr").

Eine ästhetisch ansprechende Umgebung beim Essen schaffen (z.B. nicht im Stehen und nicht aus Tüten essen, den Tisch ansprechend decken).

Begründung: Eine angenehme Essumgebung wirkt sich förderlich auf die Stimmung aus (z.B. entspannende Wirkung). Dadurch sind die Patientinnen eher in der Lage, Genuss- und Sättigungsempfindungen wahrzunehmen.

In welchen Räumlichkeiten die Mahlzeiten gegessen werden, ist den Patientinnen freigestellt; sie können in Restaurants, im Therapieraum sowie in der Wohnung der Patientinnen essen. Während der Mahlzeiten werden keine Problemgespräche geführt. Vielmehr werden die Patientinnen angeregt, sich mit fortschreitender Therapie im Wechsel mit der Konzentration auf Hunger- bzw. Sättigungssignale oder Genussaspekte des Essens über unbelastete Themen zu unterhalten. Durch diesen Wechsel in der Aufmerksamkeitsfokussierung lernen sie, auch unter den üblichen Ablenkungsbedingungen, die bei gemeinsamen Mahlzeiten gegeben sind, an die Zusammensetzung der Ernährung und an die Essensregeln zu denken.

Ernährungsprotokolle

Damit die Patientinnen selbst verfolgen können, wie sie sich ernähren, führen sie nicht nur zur Diagnostik, sondern während der gesamten Therapie ein Ernährungsprotokoll (s. Anhang Marburger Ernährungsprotokoll). Diese Protokolle dienen zugleich auch der Rückmeldung an den Therapeuten und bilden eine wichtige Informationsquelle für weitere therapeutische Planungen. Der Therapeut wertet die Ernährungsprotokolle anhand von Kalorientabellen der Deutschen Gesellschaft für Ernährung (1992) aus und fasst die Informationen anschaulich zusammen (z.B. anhand einer Grafik mit Eintragungen über die Kalorienmenge und über die Anzahl der Ess-Brech-Episoden pro Tag). Da bei Essanfällen auch dann Kalorien aufgenommen werden, wenn die Patientinnen anschließend erbrechen, werden ca. 25 % der Kalorien, die bei einem Essanfall aufgenommen werden, bei der Berechnung der täglich konsumierten Kalorien berücksichtigt. Das Beispiel in Abbildung 3 illustriert, welche Informationen der Therapeut ausgewertet hat und für die Therapiestunde nutzen kann.
Neben einer allgemeinen Rückmeldung bezogen auf den Verlauf der Kalorienaufnahmen, der Essanfälle und Gegenmaßnahmen des letzten Tages oder der letzten Woche, erfolgt die Besprechung des Ernährungsverhaltens an konkreten Beispielen. Unseren Erfahrungen zufolge hat es sich bewährt, die Patientinnen dazu einen „guten" und einen „schlechten" Tag bzw. eine „gute" und

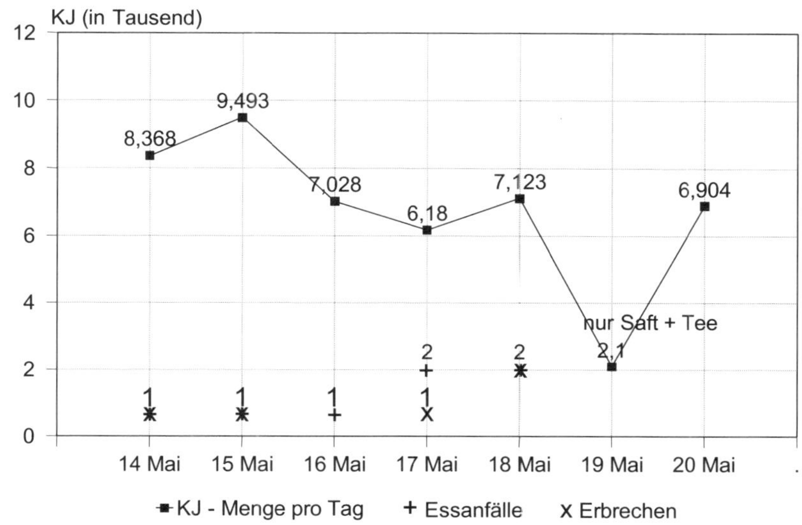

Abbildung 3: Beispiel: Ernährungsprotokolle 14.05. – 20.05.1996; tägliche KJ-Menge

„schlechte" Mahlzeit auswählen zu lassen. Die Tagesprotokolle werden in Bezug auf Aspekte besprochen, die für eine gesunde Ernährung günstig bzw. ungünstig sind (z.B. Anzahl der Mahlzeiten, Verteilung der Mahlzeiten über den Tag, Einbeziehung warmer Mahlzeiten, Essgeschwindigkeit, Verteilung der Makronährstoffe, Einbeziehung „verbotener" Nahrungsmittel).
Der folgende Dialog zwischen einem Therapeuten und einer Patientin zeigt exemplarisch das Vorgehen bei der Besprechung der Ernährungsprotokolle. Der Therapeut bittet die Patientin, das Ernährungsprotokoll über einen „guten" Tag auszuwählen.

Beispiel: Ein „guter" Tag

P „Ja, diesen Tag finde ich gut."
Th „Was ist denn gut daran?"
P „Das Essen ist gut über den Tag verteilt. Da sind nicht so lange Zeitspannen 'drin und da sieht man auch, dass mein Hunger nie zu stark geworden ist."
Th „Ja, gut. Ihr Körper ist da nicht so ausgehungert. Da waren Sie nicht so gefährdet, einen Essanfall zu bekommen."
P „Ja."
Th „Wir hatten ja eben im Schaubild gesehen, dass Sie ungefähr 2.000 Kalorien zu sich genommen haben. Das ist ja okay so. Aber wie sieht es denn mit der Ausgewogenheit der Ernährung aus. Was meinen Sie dazu?"
P „Morgens hab' ich Müsli mit Milch und mit Obst gegessen. Da sind ja Kohlenhydrate drin. Auch Eiweiß war dabei und Vitamine."
Th „Ja, das war ein gutes Frühstück."
P „Dann hab' ich zwischendurch eine Banane gegessen und Milch getrunken. Mittags hab' ich etwas Warmes gegessen. Da waren ja auch Kohlenhydrate drin."
Th „Ja, und da sehe ich, dass Sie sich nachmittags auch ein Stück Kuchen gegönnt haben. Das war bestimmt nicht einfach, den Kuchen dann nicht zu erbrechen, oder?"
P „Ja. Ich hatte schon Angst zuzunehmen. Aber das ging dann auch wieder weg. Ich hab' mir gesagt, dass andere ja auch Kuchen essen und trotzdem nicht dick sind."
Th „Da haben Sie sich von ihrer Angst vorm Dickwerden nicht beherrschen lassen. Das haben Sie gut gemacht!"
P „Ja, normalerweise hätte ich dann abends nichts mehr gegessen. Aber ich hab' mir das vorgenommen, abends ganz normal zu essen. Da hab' ich zwei Scheiben Brot mit Käse und sogar mit Wurst gegessen. Ich esse jetzt nicht mehr so streng vegetarisch."
Th „Wenn Sie die Essanfälle loswerden wollen, ist das gut so. Wenn Sie zwischendurch immer wieder Mahlzeiten auslassen würden, bliebe der Körper ja in diesem Mangelzustand und der nächste Essanfall wäre vorprogrammiert. Was hat Sie denn dazu veranlasst, sich nicht mehr so streng vegetarisch zu ernähren?"

P „Eigentlich hab' ich Fleisch und Wurst immer vermieden, weil da so viel Fett drin ist und nicht, weil ich ein überzeugter Vegetarier bin. Jetzt sehe ich das nicht mehr so eng. Im Käse ist ja auch Fett."

Th „Ja, das ist völlig richtig. Was würden Sie denn jetzt so sagen, wenn Sie den Tag angucken? Haben Sie sich da ausgewogen ernährt?"

P „Ja, das finde ich schon."

Th „Ja, ich habe auch den Eindruck. Ich find', Sie haben das ganz toll gemacht. Das war bestimmt nicht einfach für Sie, weil da sind ja auch noch immer die Ängste, dass Sie zunehmen könnten, wenn sie regelmäßiger und ausgewogener essen."

P „Ja, das stimmt. Aber andererseits hatte ich ja an dem Tag auch keinen Essanfall. Da hab' ich ja viel besser abgeschnitten. An den anderen Tagen, wo die Essanfälle waren, hab' ich ja viel mehr Kalorien zu mir genommen. Vielleicht nehme ich ja dann doch nicht zu."

Th „Das kann gut sein. Bei vielen Patientinnen ist das so. Das bedeutet aber nicht, dass das mit Sicherheit auch bei Ihnen so sein wird."

P „Das nicht. Aber bisher habe ich nicht zugenommen, und das gibt mir Mut, dass das bei mir auch so sein wird."

Kommentar: Die Patientin beurteilt ihr Verhalten positiv. Der Therapeut stimmt ihr in jedem positiven Punkt zu und betont immer wieder, wie schwierig es vermutlich für sie war, die Ernährungsregeln einzuhalten. Er spricht auch Verhaltenstendenzen an, mit denen die Patientin vermutlich kämpfen musste, z. B. der Versuchung zu widerstehen, nicht zu erbrechen. Wenn die Patientin sich vorsichtig optimistisch äußert, dass sie nicht zunehmen wird, so operiert der Therapeut mit einem Wahrscheinlichkeitsmodell, das zu Optimismus berechtigt („bei vielen Patientinnen ist das so"); zugleich aber meldet er Bedenken an, dass die Gewichtsabnahme im konkreten Fall nicht gesichert ist. Der Therapeut bringt also genau jene „bedenklichen Argumente" vor, die sonst das Denken der Patientinnen beherrschen. Dadurch übernimmt die Patientin die Rolle des „Gegenredners", wodurch die veränderungsfördernden Argumente aufseiten der Patientin gestärkt werden.

Wichtig ist auch der Aspekt des vegetarischen Essstils. Wenn vegetarische Ernährung Ausdruck einer tiefen Überzeugung ist, so wird der Therapeut nicht aktiv gegen dieses Überzeugungssystem angehen. Vielmehr müssen die Patientinnen dann lernen, ihre vegetarische Ernährung so zusammenzustellen, dass sie alle wichtigen Nährstoffe in den erforderlichen Anteilen enthält. Nicht selten handelt es sich aber, wie in dem vorliegenden Fall, um Vermeidungsverhalten gegenüber einer vermeintlich kalorienreicheren, nicht vegetarischen Ernährung. Auch in diesem Fall wird der Therapeut keinesfalls dagegen argumentieren. Es ist dann durchaus möglich, dass die Patientin zu dem Schluss kommt, dass es für sie einfacher ist, die rein vegetarische Ernährung aufzugeben.

Beispiel: Ein „schlechter" Tag

Der Therapeut bittet die Patientin auch, ein Ernährungsprotokoll zu einem Tag auszuwählen, der im Hinblick auf das Essen nicht so gut verlaufen ist.

P „Ja, am Dienstag, da hab' ich wie immer morgens Müsli gegessen. Das war okay. Aber dann hab' ich bis nachmittags nichts mehr gegessen. Da bin ich erst um drei nach Hause gekommen. Da hatte ich dann einen Essanfall."

Th „Ich sehe da gerade, dass Sie beim Hungergefühl die Drei eingetragen haben. Das ist ja nicht so viel. Ich hab' schon oft von Patientinnen gehört, dass der Hunger nach einer Weile auch gar nicht mehr so stark ist. Ich meine damit, dass man den Hunger nicht mehr so wahrnimmt. Ist das bei Ihnen da auch so gewesen?"

P „Ja, irgendwann spüre ich den Hunger gar nicht mehr."

Th „Ja, aber der Körper holt sich dann doch was er braucht. Sie sind da nach Hause gekommen und hatten einen Essanfall, auch ohne dass Sie Hunger hatten. Ihr Körper reagiert da also ganz normal: Er schützt sich vor dem Aushungern. Da kann man sich dann in der Regel nicht gegen wehren. Das ist wie ein Programm, das dann ablaufen muss."

P „Ja, genau. Das war komisch. Ich hab' vorher gar nicht ans Essen gedacht und Hunger hatte ich auch nicht. Aber als ich dann den Kühlschrank aufgemacht hab' und die Sachen gesehen hab', die mir meine Mutter hingestellt hatte, da hab' ich eine wahnsinnige Gier gespürt."

Th „Die Natur hat das ja ganz geschickt eingerichtet: Wenn der Hunger schon überlistet wurde und gar nicht mehr gespürt wird, muss der Körper diese Gier produzieren. Wie sonst sollte er Sie dazu bringen, dass Sie essen und ihn vorm Verhungern bewahren?"

P „Ja, aber hätte es da nicht gereicht, wenn ich nur eine normale Mahlzeit gegessen hätte? Der Essanfall wäre da doch nicht nötig gewesen."

Th „Ihr Körper hat das ja nicht zum ersten Mal erlebt, dass er auf Sparflamme gesetzt wird. Das ist doch schon seit ein paar Jahren immer so an der Grenze. Da sind einfach keine Reserven mehr. Ihr Körper schlägt sofort Alarm, wenn Sie ihn wieder auf Diät setzen. Das ist doch klar, der gibt sich dann doch nicht mehr mit einer normalen Mahlzeit zufrieden. Der Nachholbedarf ist einfach zu groß."

P „Ja, das heißt, da wären wir wieder an dem Punkt."

Th „Was meinen Sie, was bedeutet das für Sie?"

P „Das läuft doch wieder darauf hinaus, dass ich nicht so lange warten sollte, bis ich etwas esse. Vielleicht einfach schon 'mal vorher etwas essen. Auch wenn ich noch keinen Hunger habe."

Th „Also, wenn Sie diese Mangelernährung abbauen wollen, ist das bestimmt ein guter Weg. Ihr Körper wird dann versorgt, und er baut dann diese Gier nach dem Essen nicht so auf. Aber anderseits haben Sie ja bestimmt einen guten Grund gehabt, warum Sie erst so spät gegessen haben. Ich könnte z. B. gut verstehen, wenn Sie sich irgendwie gefreut haben, dass Sie keinen Hunger haben und dass Sie damit Kalorien einsparen können. Ich weiß nicht, wie war das denn?"

P „Ja, das ist schon so. Ich war ganz froh, dass ich mal ein paar Stunden nichts gegessen habe und auch keinen Hunger hatte."

Th „Na klar, da haben Sie ja doch auch noch das Ziel, dass Sie dünner werden wollen. Das ist also naheliegend, dass Sie sich da freuen, mal eine Zeitlang nichts zu essen. Es ist nur schade, dass dann diese Essanfälle auftreten."

P „Ja. Also ich muss wohl diese Radikalkur aufgeben. Ich muss da anders vorgehen, wenn ich abnehmen will."

Kommentar: Die Patientin hat eine lange Essenspause eingelegt und in der Folge einen Essanfall gehabt. Der Therapeut erhebt nicht belehrend oder gar moralisierend den Zeigefinger. Vielmehr lässt er die Patientin die Zusammenhänge, in denen der Essanfall aufgetreten ist, selbst entdecken. Darüber hinaus leistet er einen Beitrag zur Entpathologisierung und zur Entlastung der Patientin, indem er psychobiologisch argumentiert: Die Gier nach Essen, die zum Essanfall führt, ist eine wichtige Überlebensstrategie des Körpers. Der Körper zeigt unter den gegebenen Umständen eine „gesunde" und sinnvolle Reaktion. Im Übrigen nimmt er Gedanken der Patientin, die die Regelbefolgung erschweren, vorweg (Freude, einmal eine Zeitlang nichts zu essen), um sein Verständnis für ihre Lage zum Ausdruck zu bringen. Dieses Vorgehen erhöht das Vertrauen der Patientin in die Kompetenz und das Einfühlungsvermögen des Therapeuten.

Mögliche Schwierigkeiten beim Ernährungstraining

- *Die Patientinnen weigern sich, die Ernährungsprotokolle auszufüllen*

Der Therapeut betont, dass das Ausfüllen der Protokolle eine sehr lästige und zeitaufwändige Arbeit ist. Er zeigt auch viel Verständnis dafür, dass die Patientinnen eine solche Aufgabe nicht gerne tun und dass es leicht passieren kann, dass sie eine Mahlzeit nicht oder nur lückenhaft protokollieren. Er macht aber auch deutlich, dass konkrete und detaillierte Informationen über das Essverhalten für die Therapie der Essstörung notwenig sind, während Berichte aus der Erinnerung oft viel zu ungenau sind, um daraus spezifische Schlussfolgerungen für die Veränderung des Essverhaltens ableiten zu können. Der Therapeut überlässt schließlich der Patientin die Entscheidung, ob sie die Chancen für Veränderung optimieren will, indem sie die zwar lästige, aber notwendige Aufgabe des Protokollierens auf sich nimmt, oder ob sie sich mit weniger günstigen Veränderungschancen zufrieden gibt, indem sie das Essverhalten lediglich aus der Erinnerung in der jeweiligen Therapiestunde beschreibt.

- *Es kommt weiterhin zu Ess-Brech-Episoden*

Während der Umstellung der Ernährung kann es durchaus noch zu Heißhungeranfällen und Erbrechen kommen. Der Therapeut sollte darauf hinweisen, dass die Mangelernährung und das vom Körper gelernte Reaktionsmuster erst allmählich überwunden werden. Die Essanfälle werden also übergangsweise noch auftreten; sie werden aber sehr wahrscheinlich nach einiger Zeit verschwinden, wenn die Regeln gesunder Ernährung eingehalten werden. Den Ess-Brech-Episoden sollte daher nicht zu viel Bedeutung zugeschrieben werden. Stattdessen entkatastrophisiert der Therapeut die gelegentlich noch auftretenden Ess-Brech-Episoden.

- *Die Patientinnen weigern sich, regelmäßig zu essen*

Der Therapeut sollte sich hier nicht auf einen Machtkampf um das Essen einlassen; stattdessen verdeutlicht er – wie bereits bei der kognitiven Vorbereitung – durch gezielte Fragen die kurz- und langfristigen Folgen der Ernährungseinschränkung (kurzfristig Erleichterung, da Angst vorm Dickwerden wegfällt; langfristig ist zu erwarten, dass die Bulimie und deren körperliche, soziale und psychische Folgeprobleme erhalten bleiben). Der Therapeut versucht Einstellungsänderungen nicht durch Überreden zu erreichen; stattdessen stellt der Therapeut Fragen, die eine Einstellungsänderung begünstigen. Bei Befürchtungen vor zu rascher Gewichtszunahme macht der Therapeut den Experimentiercharakter der strukturierten Esstage deutlich. So kann er beispielsweise sagen: *„Die neuen Erfahrungen erlauben es zu überprüfen, ob Ihre Befürchtungen berechtigt sind. Sie können sich anschließend wieder neu entscheiden, ob Sie Ihre alten Essgewohnheiten – und damit auch die Bulimie – beibehalten möchten."*

- *Die Patientinnen weigern sich, speziell kalorienreiche Nahrungsmittel aufzunehmen*

Auch hier versucht der Therapeut durch Fragen oder Rückmeldungen eine Verhaltensänderung zu provozieren. Er kann z. B. sagen: *„Ich kann gut verstehen, dass jetzt wieder die Ängste vorm Dickwerden wach werden und dass Sie lieber nichts Kalorienreiches essen möchten. Andererseits wird es bei Ihnen dann wahrscheinlich gar nicht möglich sein, den Mangelzustand Ihres Körpers zu beheben und die Bulimie loszuwerden. Aber das wissen Sie ja selbst, das brauche ich Ihnen ja eigentlich gar nicht zu sagen."*

- *Bei warmer bzw. ungewohnter Nahrung oder aufgrund der größeren Essensmengen kommt es anfangs zu Übelkeit, Blähungen, Magenbeschwerden*

Der Therapeut nimmt diese Schwierigkeiten bereits bei Therapiebeginn vorweg und bereitet die Patientinnen darauf vor, dass die Missempfindungen u.U. stark sein können. Er gibt die Information, dass das mit der erworbenen Magen-Darm-Trägheit aufgrund des Fastens zusammenhängt und betont, dass die Missempfindungen weder ungewöhnlich noch gefährlich sind. Solche Missempfindungen können als Übung herangezogen werden, unangenehme Körperempfindungen auszuhalten, ohne das Essverhalten wieder einzuschränken.

- *Die Übertragung der Therapieeffekte auf die alltägliche Umgebung fällt schwer*

Der Therapeut bereitet die Patientinnen bereits im Gespräch darauf vor, dass Rückfälle selbst dann auftreten können, wenn die Patientinnen bereits gute Fortschritte in der Therapie gemacht haben. Er entpathologisiert wieder auftretende Ess-Brech-Episoden, indem er z. B. deutlich macht, dass das kurzfristige Wiederauftreten von Ess-Brech-Episoden dann nicht tragisch ist, wenn die Patientinnen dies nicht als Anlass nehmen, wieder in den Teufelskreis von „Diäten-Mangelernährung-Essanfälle-Erbrechen-Diäten" einzutreten. Der Therapeut entpathologisiert Rückfälle auch dadurch, dass diese als Lernmöglichkeit dargestellt werden: Die Essanfälle geben den Patientinnen die Möglichkeit zu ermitteln, mit welchen Auslösebedingungen sie noch nicht angemessen umgehen können. Sie haben dann die Chance, sich auf diese Auslösebedingungen speziell vorzubereiten und sie gezielt zu beeinflussen.

3.3.4 Exposition gegenüber Figur und Gewicht

Um den Patientinnen eine Überwindung ihrer Essstörung zu ermöglichen, ist es notwendig, auch eine normalgesunde Einstellung gegenüber der eigenen Figur und dem eigenen Körper aufzubauen; meist impliziert dies eine Änderung der Einstellung zum eigenen Gewicht, ggf. auch eine Auseinandersetzung mit Aspekten von Weiblichkeit.

Zu diesem Zweck werden Übungen zur Exposition gegenüber der Figur und dem Gewicht durchgeführt. Die Patientinnen sollen dadurch lernen, ihr Aussehen bzw. ihre Figur nicht einseitig im Sinne von Schlank- oder Dicksein zu beurteilen, sondern ihre Beurteilungskriterien für Attraktivität – z. B. um Aspekte des Ausdrucksverhaltens – zu erweitern. Sie sollen ferner Wahrnehmungsverzerrungen im Sinne einer falschen Einschätzung der Körperweite korrigieren lernen. Nicht zuletzt dienen die Übungen dazu, dass die Patientinnen ihren Körper auch in seinen Unvollkommenheiten akzeptieren lernen.

Exposition anhand von Spiegelbildern und Videoaufzeichnungen

Als wichtigste Methode der Exposition gegenüber der Figur werden die Patientinnen in unserem Therapieprogramm gebeten, sich wiederholt und langandauernd in einem Spiegel mit zwei Flügeln anzuschauen, der die Betrachtung des Körpers in seiner gesamten Länge erlaubt. Parallel werden von diesen Spiegel-Expositions-Sitzungen Videoaufnahmen gemacht, die die Patientinnen anschließend in Begleitung des Therapeuten oder allein anschauen.
Die Übungen beginnen damit, dass die Patientinnen ihre Figur bzw. ihre körperliche Erscheinung im Spiegel bzw. als Videoaufnahme betrachten, während sie zunächst ihre Alltagskleidung tragen. Im weiteren Verlauf der Übungen werden die Patientinnen angeleitet, ihre körperliche Erscheinung zu betrachten, während sie figurbetonte Kleidungsstücke (z. B. Gymnastik-Anzug) tragen. Der Therapeut lenkt durch gezielte Fragen die Aufmerksamkeit auf alle Körperpartien und fordert die Patientinnen auf, zu beschreiben, was sie sehen (s. dazu Leitfaden zur Figurexposition im Anhang, S. 74-79).
Damit wird insgesamt ein graduiertes Vorgehen bzgl. der Auswahl der Übungsaufgaben gewählt. Bei jeder Übung wird darauf geachtet, dass die Exposition hinreichend lange erfolgt, sodass auch starke Gefühle (z. B. phobische Ängste) aktiviert und allmählich verändert werden können. Hinsichtlich der zeitlichen Dauer orientiert sich der Therapeut an der Grundregel, dass die Übungen so lange durchgeführt werden, bis eine deutliche Reduktion der aktivierten Gefühle erkennbar ist. Anzeichen für starke Gefühlsreaktionen, z. B. Ängste, sind *negative Verbalreaktionen* („Ich sehe ja schrecklich aus"), *Vermeidungsreaktionen* (Patientin weigert sich, in den Spiegel zu schauen oder schaut sehr schnell wieder weg) oder eine *angespannte Mimik*. Wenn die Exposition hinreichend lange erfolgt, geht das Ausmaß an Anspannung oder an anderen negativen Gefühlen sichtbar zurück; z. B. gelingt es den Patientinnen, neben den negativen Äußerungen über ihren Körper, auch neutrale oder sogar positive Körpermerkmale zu beschreiben.
Die Übungen zur Exposition gegenüber der Figur finden während der Intensivbehandlung mehrmals täglich und zu verschiedenen Tageszeiten statt; damit kann der Einfluss des Sättigungsgrades (z. B. vor und nach einer Mahlzeit) auf die Figurwahrnehmung und Figurbewertung berücksichtigt werden. Durch die intensive Exposition gegenüber dem eigenen Körper (Videoaufnahmen, Spiegelbildkonfrontationen) sollen physiologische Überreaktionen habituieren und negative Gefühle verändert werden. Zugleich werden unangemessene oder einseitig negative Bewertungen und Einstellungen gegenüber dem Körper bzw. gegenüber der Figur exploriert und im Anschluss an die Figurkonfrontation durch Methoden der kognitiven Umstrukturierung verändert (siehe unten Beispiel zur Auseinandersetzung mit dem Thema „Weiblichkeit"). Die Patientinnen sollen z. B. angeleitet werden, eine genaue Betrachtung und ausgewogene Bewertung ihres Körpers bzw. ihrer Figur vorzunehmen, in der sowohl negative Aspekte akzeptiert als auch positive Merkmale angemessen berücksichtigt werden.

Beispiel: Exposition gegenüber der Figur

Th „Fangen Sie doch mal mit dem Gesicht an. Stellen Sie sich vor, ich wäre blind und möchte mir eine Vorstellung davon machen, wie Sie aussehen. Wie würden Sie mir Ihr Gesicht beschreiben?"

P „Das Gesicht ist oval und auf der rechten Seite ist ein Leberfleck, so in der Mitte von der Backe. Ich trage eine Brille. Die hat runde Gläser mit metallenen Rändern. Die Haut ist etwas unrein. Die Nase hat einige Mitesser und zwei Pickel. Das stört mich; mehr fällt mir nicht ein."

Th „Wie ist denn die Farbe Ihrer Augen?"

P „Die sind grün und etwas blau."

Th „Beschreiben Sie 'mal Ihre Augenbrauen."

P „Da fällt mir nichts zu ein. Die sehen ganz normal aus."

Th „Augenbrauen können z. B. breit, schmal, geschwungen oder gerade sein. Sie können auch schwarz oder blond sein. Wie sehen denn Ihre Augenbrauen aus?"

P „Die sind blond. Fallen kaum auf. Sie sind auch eher breit. Ich zupfe meine Augenbrauen nicht. Das mag ich nicht. Ich finde sie so schöner."

Th „Wie sieht denn ihr Mund aus?"

P „Hm, eher wie ein schmaler Strich."

Th „Meinen Sie damit, dass die Lippen schmal sind?"

P „Ja, sie sind sehr schmal."

Th „Gefällt Ihnen das oder hätten sie gerne andere Lippen, z. B. volle Lippen?"

P „Die sind ganz okay so."

Th „Schön. – Was fällt Ihnen denn an Ihren Haaren auf?"

P „Die Haare sind ein wenig dünn. Ansonsten nichts Besonderes."

Th „Was meinen Sie damit, gefallen Ihnen Ihre Haare nicht?"

P „Doch. Ich finde die Frisur gut. Aber sie sieht eher schlicht aus."

Th „Sie sagten gerade, dass Ihnen Ihre Frisur gefällt. Beschreiben Sie doch noch etwas genauer, was Sie schön finden."

P „Ja, sie sieht eher sportlich aus, nicht so damenhaft aufgetakelt. Die Haare sind kurz, stehen teilweise hoch, fallen dann zur Seite, sind an der Seite nach hinten gekämmt."

Th „Wenn Sie sich jetzt 'mal so auf den Gesamteindruck von Ihrem Gesicht konzentrieren. Was vermittelt Ihr Gesicht denn jetzt für einen Eindruck? Man kann z. B. verschlossen, kühl, abweisend oder auch einladend, kontaktfreudig oder fröhlich aussehen. Was glauben Sie, wie Ihr Gesicht auf andere wirkt?"

P „Eher verschlossen, sodass mich keiner ansprechen soll. Auch ein bisschen ernst."

Th „Wie kommt denn dieser Eindruck zustande? Wie schaffen Sie das, ernst und verschlossen auszusehen?"

P „Ich kneife die Augenbrauen oft ein bisschen zusammen, so wie jetzt. Vielleicht auch der Mund. Die Lippen sind eher aufeinandergepresst. Und auch der Blick, der ist sehr ernst."

Th „Ist das denn auch ein Eindruck, den Sie anderen vermitteln wollen, sozusagen als Botschaft, dass Sie niemand ansprechen soll?"

P „Eigentlich nicht. Ich will ja in Kontakt mit anderen kommen."

Th „Da scheint ja ihr Gesichtsausdruck eine andere Botschaft zu vermitteln. Versuchen Sie doch jetzt einmal bewusst ein freundliches, einladendes Gesicht zu machen. Achten Sie darauf, Ihre Lippen nicht aufeinander zu pressen und die Augenbrauen nicht zusammenzukneifen. Stellen Sie sich vor, Sie schauen etwas sehr Schönes und Ansprechendes an. Beschreiben Sie jetzt Ihren Gesichtsausdruck."

P „Ich hab etwas gelächelt. Dadurch werden die Backen runder, voller. Da bilden sich auch Grübchen. Das ist mir vorher noch nicht aufgefallen."

Th „Wie bewerten Sie das denn für sich? Macht Sie das sympathisch oder unsympathisch?"

P „Eigentlich finde ich dicke Backen hässlich. Aber das sah jetzt ganz witzig aus mit den Grübchen."

Th „Sah Ihr Gesicht denn jetzt weniger verschlossen und ernst aus als vorhin?"

P „Ja, auf jeden Fall."

Kommentar: Der Therapeut macht immer wieder Vorgaben, die der Patientin helfen, sich möglichst genau zu beschreiben. Selbstabwertende Äußerungen der Patientinnen gegenüber ihrer äußeren Erscheinung werden aufgegriffen, indem der Therapeut die Patientin bittet, genau zu beschreiben, was sie damit meint. Dann fährt er damit fort, die Patientin so anzuleiten, dass sie ein möglichst detailliertes, deskriptives Bild von ihrer äußeren Erscheinung zeichnet.

Im weiteren Verlauf der Therapie kann der Therapeut auch eigene Rückmeldungen als zusätzliche Information einbringen, die das Bewertungskonzept der Patientin erweitern können. Er achtet aber darauf, dass sich die Patientin nicht durch seine Interventionen in ihrem Erlebensraum eingeschränkt fühlt; stattdessen grenzt der Therapeut seine Betrachtungsweise von derjenigen der Patientin ab, ohne darüber zu werten, welche Sichtweise die bessere ist. So kann er z. B. sagen: *„Ich persönlich finde, dass Sie eine ganz tolle Figur haben; aber mir ist natürlich klar, dass Ihnen das gar nichts nützt, wenn ich das sage, denn Sie empfinden Ihre Figur ja als unvorteilhaft."*

Exposition gegenüber dem Gewicht

Die Patientinnen werden zu unterschiedlichen Tageszeiten (z. B. vor oder nach Mahlzeiten) gewogen. Der Therapeut erklärt den Patientinnen, dass das Wiegen therapeutisch eingesetzt wird; durch eine häufige Exposition gegenüber dem Gewicht und gegenüber Gewichtsschwankungen, ohne dass Diätmaßnahmen verfolgt werden, set-

zen allmählich körperliche und gefühlsmäßige Gewöhnungsprozesse ein. Zugleich verändern sich in der Regel auch bereits negative Bewertungen gegenüber dem Gewicht. Die Veränderung der Bewertungen kann – falls erforderlich – zusätzlich durch Methoden der kognitiven Umstrukturierung (s. u.) gefördert werden. So gibt der Therapeut Informationen darüber, dass ein auf der Waage angezeigter Gewichtsanstieg nicht immer eine reelle Körpergewichtszunahme darstellt: Teilweise sind Gewichtsschwankungen auch auf Veränderungen im Wasserhaushalt des Körpers zurückzuführen.
Andererseits sollen Ängste vor einer Gewichtszunahme nicht beschwichtigt werden, sondern die damit verbundenen Erwartungen und Bewertungen auf ihren Realitätsgehalt hin überprüft werden. Durch den Erwerb angemessener Interpretationsmuster sollen die Patientinnen in die Lage versetzt werden, Gewichtsschwankungen oder zu erwartende Gewichtszunahmen ohne körperliche und emotionale Überreaktionen auszuhalten.
Das tägliche Wiegen birgt die Gefahr in sich, dass ungünstige Verhaltensmuster im Umgang mit dem Wiegen stabilisiert werden: Viele Bulimikerinnen neigen dazu, sich zu häufig zu wiegen und ihr Essverhalten von dem auf der Waage angezeigten Gewicht abhängig zu machen.
Es muss der Patientin daher deutlich werden, dass das tägliche Wiegen unter veränderten Bedingungen (d. h. Diätmaßnahmen sollten unterlassen werden) ausschließlich zu therapeutischen Zwecken genutzt wird. Nach Abschluss der Intensivbehandlung achtet der Therapeut auf die Regulierung des Wiegens. Als Normwert legt er der Patientin nahe, sich nicht häufiger als einmal pro Woche zu wiegen. Der Therapeut achtet andererseits auch darauf, dass die Patientin die Exposition gegenüber dem Gewicht nicht phobisch vermeidet.

Exposition gegenüber Körperempfindungen und Körperausdruck

Um eine Sensibilisierung für Körperempfindungen und ein angstfreieres Wahrnehmen des Körpers zu erreichen, kann der Therapeut die Patientinnen u. a. auch dazu anregen, ihrem Körper beim täglichen Baden oder Duschen mehr Aufmerksamkeit zu schenken. Sie sollen ihren Körper genau betrachten, aufmerksam mit den Händen ertasten und im Anschluss an das Baden oder Duschen den Körper eincremen und dabei auf die Körperempfindungen achten. Die Patientinnen werden ermutigt, alle Empfindungen und Bewertungen gegenüber ihrem Körper zuzulassen und zu beschreiben (z. B. „Meine Haut fühlt sich gut an. Wenn ich meinen Bauch anspanne und entspanne, merke ich, dass er zu dick ist"). Der Therapeut regt die Patientinnen an, in Gedanken vorwegzunehmen, welche möglicherweise unangenehmen Gefühle und Gedanken damit verbunden sein können. Er erarbeitet mit den Patientinnen auch Bewertungsmöglichkeiten, die die Wahrscheinlichkeit erhöhen, dass sie sich diesen unangenehmen Gefühlen aussetzen, sie aushalten und ggf. bereits neue Bewertungen einsetzen.

Expressive Formen des Körperausdrucks erproben

Die Patientinnen experimentieren während der Spiegelbildexpositionen sowie in Alltagssituationen außerhalb des therapeutischen Settings mit unterschiedlichen Bewegungen, Körperhaltungen (z. B. gerade Körperhaltung, nach vorn gebeugte Schultern). Die Patientinnen probieren auch unterschiedliche mimische Reaktionen aus (z. B. ein „gewinnendes" Lächeln zeigen, ein „mürrisches" Gesicht machen, die freudige Begrüßung eines Kindes/eines Erwachsenen spielen). Die Patientinnen beurteilen ihr Ausdrucksverhalten mit Blick auf mögliche Wirkungen bei anderen Personen, und sie üben in Alltagssituationen (z. B. im Kaufhaus, beim Spaziergang) jene Ausdrucksweisen, die ihnen gut gefallen (z. B. andere Menschen freundlich anschauen; sich freundlich bedanken; flirten). Sie achten dabei auch darauf, was ihnen an der äußeren Erscheinung der Passanten gefällt (z. B. Kleidung; Lächeln).

Relativierung der Bedeutung von Schlanksein als körperliches Attraktivitätsmerkmal

Der Therapeut regt die Patientinnen auch an, mit ihrer äußeren Erscheinung zu „experimentieren" (z. B. einen neuen Lippenstift, eine neue Haarfrisur ausprobieren). Die Patientinnen probieren ferner unterschiedliche Kleidung aus und beurteilen daraufhin ihre äußere Erscheinung (z. B. Gymnastikanzug; elegante oder sportliche Kleidung).
Durch gezielte Fragen des Therapeuten setzen sich die Patientinnen damit auseinander, was sie an anderen Frauen attraktiv, sexy, sympathisch, beeindruckend, liebenswert etc. finden. Dabei ist es wichtig, auf andere Merkmale als Schlankheit

zu achten. Sie sollen sich auch fragen, was sie selbst an sich körperlich attraktiv oder sexy finden und was andere Menschen möglicherweise neben der äußeren Erscheinung an ihnen liebenswert, sympathisch, beeindruckend etc. finden.

Beispiel: Auseinandersetzung mit der Figur bzw. mit der Weiblichkeit

Die Patientinnen setzen sich anhand der Übungen zum Körperbild damit auseinander, wie sie auf andere wirken, was sie an ihrem Erscheinungsbild mögen bzw. was sie stört und was sie verändern möchten. Damit kann auch eine Auseinandersetzung mit dem Thema „Weiblichkeit" erfolgen, sofern das für die Patientinnen wichtig ist. Das folgende Beispiel beschreibt einen therapeutischen Dialog, der sich an eine Körperbildübung mit der Patientin Sibylle, einer 33-jährigen Sozialpädagogin, anschloss. Der Therapeut war mit der Patientin in Boutiquen und Kaufhäuser gegangen und hatte sie dazu angeregt, verschiedene Bekleidungsstile auszuprobieren. Von diesen Übungen zum „Verkleiden" wurden Videoaufnahmen gemacht, die sich der Therapeut und die Patientin im Anschluss an die Übungen gemeinsam anschauten. Es zeigte sich, dass es Sibylle schwer fiel, Kleidung zu tragen, die ihre Figur bzw. die weiblichen Formen (z. B. die Brüste) betonte.

Th „Wie ist das jetzt so für Sie gewesen? War da irgendetwas, das für Sie wichtig war?"

P „Hm, ja, wie soll ich das sagen. Äh, ich fand das ganz schön schwierig, also diesen Body anzuziehen. Auch jetzt, wo ich das noch einmal gesehen hab', das hat mich ganz schön aufgeregt."

Th „Sie tragen ja normalerweise immer weite Pullover. Und bei dem Body, da war ja Ihre Figur, also genauer gesagt, da waren ja Ihre Brüste deutlicher zu sehen als sonst. Ich kann mir vorstellen, dass das ganz schön ungewohnt für Sie war. Meinen Sie das damit, wenn Sie sagen, dass Sie aufgeregt waren?"

P „Ja, das wird mir jetzt erst so richtig klar. Also ich fand, dass meine Figur da gar nicht so schlecht aussah. Also auch der kurze Rock dazu. Das sah gar nicht so schlecht aus. Aber ich kam mir da einfach komisch vor."

Th „Also, ich hab' ganz oft von anderen Patientinnen gehört, dass das damit zu tun haben kann, was man glaubt, sich so als Frau erlauben zu können. Also was man glaubt, was okay ist und was nicht. Ganz oft haben mir andere Frauen gesagt, dass sie das Gefühl hatten, sich anzüglich zu kleiden, wenn der Körper da so deutlich abgebildet ist. Also das sich das nicht gehört für eine anständige Frau."

P „Ja, genau. Das war genau mein Gefühl! Irgendwie die Angst, dass das so wirkt, ää, dass ich mich den Männern vor die Füße werfe."

Th „Also, dass die Männer Lust auf Sie kriegen und dass Sie damit signalisieren ‚Ich bin leicht zu haben'?"

P „Ja, genau."

Th „Ja, wenn Sie auf jeden Fall vermeiden wollen, dass die Männer Sie attraktiv finden und dass die Lust auf Sie kriegen, dann ist das ja tatsächlich eine sehr gute Strategie, immer weite Sachen anzuziehen, die nicht so ihre Figur betonen."

P „Ja, schon. Aber vom Kopf her möchte ich das schon. Ich find' das ja auch schön, wenn andere Frauen sich so kleiden. Aber von meinem Gefühl her passt das nicht zu mir. Ich glaub', da kommt einfach viel von meiner Erziehung mit 'rein. Also ich glaub', da spielt vor allem mein Vater eine große Rolle. Ich war immer sein Liebling und wollte ihm gefallen. Ääh, er hat sich ganz oft abfällig und ganz schön hart über Frauen geäußert, die so 'rumlaufen, dass man ‚alles' sehen kann. Das waren für ihn Huren."

Th „Gerade als Kind oder Jugendliche ist für einen doch das, was die Eltern sagen, sehr wichtig. Und in Ihrem Fall, Sie hatten vielleicht das Gefühl, dass Ihr Vater Sie nicht mehr mag, also wenn Sie z. B. so rumlaufen, wie er es nicht mag. Also das ist doch sehr plausibel, dass Sie da gelernt haben ‚Zieh Dich nicht so figurbetont an, sonst siehst Du aus wie eine Hure'."

P „Ja, aber ich bin jetzt 33 Jahre alt. Ich bin verheiratet. Und ich will nicht, dass das immer noch so eine Bedeutung für mich hat."

Th „Also diese Gefühle und Einstellungen, die was mit der Vergangenheit zu tun haben, die möchten Sie gern loswerden? Die möchten Sie verändern?"

P „Ja, ich will mich so anzieh'n, wie das andere Frauen auch tun. Das ist doch auch schön anzusehen, wenn Frauen so schöne Beine haben und eine gute Figur. Und wenn sie die nicht verbergen, das find' ich auch als Frau schön. Also, ich meine das jetzt nicht sexuell. Ich meine, das muss doch nicht nur für Männer schön sein."

Th „Ja, ich stimme Ihnen da voll und ganz zu. Zu bedenken ist allerdings, dass Männer, denen Sie in Ihrem Beruf oder auch einfach so auf der Straße begegnen, also dass die Sie da stärker als Frau wahrnehmen, wenn Sie sich jetzt körperbetonter kleiden. Ich denke, dass das weniger wahrscheinlich ist, wenn Sie weiterhin eher weite Kleidung anziehen."

P „Na klar, aber ich glaub', ich will da freier werden. Ich will das ausprobieren."

Kommentar: Die konkrete Übung der Exposition gegenüber der Figur hat bei der Patientin eine Thematik aktualisiert, die weit über die Wahrnehmung und Bewertung der Figur in den Kategorien *dick* bzw. *dünn* hinausgeht, sondern Fragen der Moral und Sexualität betreffen.

3.3.5 Exposition gegenüber Nahrungsmitteln („binge food") und gegenüber Belastungssituationen

Exposition gegenüber Nahrungsmitteln („binge food")

Ziel dieser Maßnahmen ist es, dass die Patientinnen lernen, auch angesichts jener Speisen bzw. Nahrungsmittel, die bei ihnen häufig Essanfälle auslösen, nicht die Kontrolle zu verlieren. Dies sind in der Regel eher kalorienreiche Nahrungsmittel. Damit es zur Habituation der Erregungsreaktionen bzw. des übermäßig starken Essbedürfnisses („craving") kommt, müssen die Expositionssitzungen so lange ausgedehnt werden, bis das Bedürfnis zu essen abgeklungen ist. Es ist darauf zu achten, dass die Patientinnen nicht hungrig sind, wenn diese Expositionen durchgeführt werden, da es nicht darum geht, Hungergefühle auszuhalten.
Die Patientinnen werden in den entsprechenden Therapieeinheiten gezielt und langanhaltend mit Nahrungsmitteln konfrontiert, die sie bevorzugt während eines Essanfalls konsumieren. Die Patientinnen werden aufgefordert, die Nahrungsmittel (z. B. Schokolade, Plätzchen, Erdnüsse, Chips) genau zu betrachten, daran zu riechen, kleine Bissen davon zu essen und die Geschmacksempfindungen zu verbalisieren. Die Exposition gegenüber diesen Nahrungsmitteln soll möglichst unter Umgebungsbedingungen erfolgen, die typischerweise zu einem Essanfall führen (Jansen, Broekmate & Heymans, 1992). Bei den Expositionen wird darauf geachtet, dass die Patientinnen die Nahrungsmittel durch möglichst viele Sinnesmodalitäten wahrnehmen (Geschmack, Geruch, Tastempfindungen, Betrachtung). Während der Konfrontationssitzung, die gewöhnlich ca. eine Stunde dauert, schätzen die Patientinnen von Zeit zu Zeit ihr Bedürfnis zu essen ein.

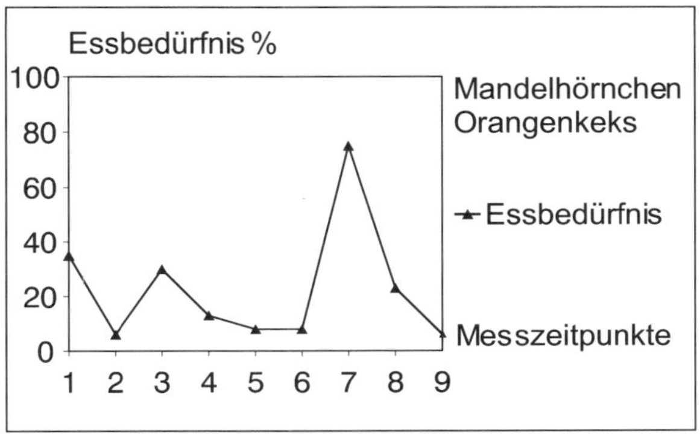

Abbildung 4: Nahrungsmittelkonfrontation Frau K.

Der Therapeut trägt dafür Sorge, dass die Patientinnen während den Expositionen keinen Essanfall haben. Die Wahrscheinlichkeit eines Essanfalls ist übrigens aufgrund der Instruktion, nur ganz wenig abzubeißen sowie aufgrund der Anwesenheit des Therapeuten sehr gering. Mit fortschreitender Therapie lernen die Patientinnen, die Expositionen in Abwesenheit des Therapeuten durchzuführen. Es empfiehlt sich, die Selbstanwendung der Exposition schrittweise einzuführen. So können die Patientinnen die Expositionen zunächst allein durchführen, während sich der Therapeut im Nebenraum aufhält. Direkt im Anschluss an die Exposition findet ein therapeutisches Gespräch statt. Dann führen die Patientinnen die Expositionen allein zu Hause (oder in einem Hotelzimmer) durch, und auch in diesem Fall erhalten sie hinterher direkt ein therapeutischen Gespräch. Erst im weiteren Verlauf der Behandlung ist die direkte therapeutische Betreuung im Anschluss an die selbstgesteuerten Expositionen nicht mehr erforderlich.
Um die Patientinnen möglichst effektiv gegenüber Heißhungeranfällen zu immunisieren, werden bei den Expositionen die Aspekte simuliert, die für die Auslösung der Essanfälle im Einzelfall relevant sind (z. B. bestimmte Stimmungen, Umgebungsreize).

Beispiel zur Exposition gegenüber Nahrungsmitteln

Die Patientin Rebecca, eine 25-jährige Biologiestudentin, wurde gebeten, die Lebensmittel mit in die Therapie zu bringen, die sie vorzugsweise bei ihren Essanfällen zu sich nahm. Die Umgebung wurde weitgehend so gestaltet, wie sie für Rebecca typisch war, wenn sie Essanfälle hatte. So wurde z. B. ein Popsong (von Sinead O'Conner: Nothing compares to you) gespielt, den sie häufig hörte, wenn sie an ihren ehemaligen Freund dachte, eine gedrückte Stimmung bekam und Essanfälle hatte. Darüber hinaus hatte sie ihre Studienliteratur neben sich aufgebaut, die sie an ihre Prüfungsvorbereitungen erinnerten. Sie hatte auch ein paar Fotos von ihrem Freund mitgebracht, der sie vor einem Jahr wegen einer anderen Frau verlassen hatte. Rebecca breitete alle Nahrung auf dem Fußboden aus, so wie sie es auch bei einem Essanfall tat. Sie hatte ein Blatt Papier mit einer Skala (0–100) vor sich liegen, auf der sie zu verschiedenen Messzeitpunkten eintragen sollte, wie stark ihr Bedürfnis war, die Nahrungsmittel zu essen.

Th „Nehmen Sie doch mal das, was Sie im Augenblick am meisten anspricht, also was Sie jetzt gerne essen würden."

P „Ich habe Lust auf etwas Süßes. Ich nehme die Schokolade. Ja, darauf hab' ich Lust."

Th „Wie viel Lust haben Sie, hineinzubeißen? Also wenn Sie eine sehr große Lust darauf verspüren, dann machen Sie Ihr Kreuz bei der 100. Wenn Sie weniger Lust darauf haben, geben Sie irgendeine Zahl zwischen 100 und 0 an."

P „Das liegt so bei 85."

Th „Gucken Sie sich die Schokolade mal genau an und beschreiben sie."

P „Sie sieht knusprig aus, lecker. Sieht aus, wie weiße Schokolade eben aussieht."

Th „Stellen Sie sich vor, ich wäre blind und könnte die Schokolade jetzt nicht sehen. Wie würden Sie sie mir beschreiben?"

P „Weiß. Cremefarben, ein bisschen durchsichtig, man kann Krümel darin erkennen. Lang, schmal, rechteckig. Sie hat ein Muster in der Mitte, eine Art Welle von einem Ende zum anderen, darüber ovale Muster, an der Seite krümelig ausgefranst, hinten etwas hubbelig, der Puffreis schimmert durch."

Th „Das haben Sie sehr anschaulich beschrieben! Riechen Sie jetzt einmal daran."

P „Riecht nach Vanillekipferl."

Th „Ist das etwas Angenehmes?"

P „Ja."

Th „Beißen Sie 'mal ein kleines Stück ab, damit Sie den Geschmack im Mund haben."

P „Schmeckt süß, nach Vanille, es zergeht auf der Zunge, ist ein angenehmes Gefühl. Schmeckt ein bisschen nach Honig und Milch. Die Krümel sind hart und weichen erst nach einer gewissen Zeit auf, ist aber nicht unangenehm."

Th „Wie groß ist jetzt Ihr Bedürfnis, weiter zu essen?"

P „Das ist angestiegen. So bei 90."

Th „Beschreiben Sie dann jetzt die Schokolade noch einmal."

P „Es sieht so aus, als wenn sich Crispstückchen unten abgesetzt hätten in der Schokomasse. Die Crispkugeln sehen aus wie Schwämme, haben Luftlöcher, fast wie Wespennester."

Th „Beschreiben Sie noch einmal das Muster auf dem Riegel."

P „Lange Blätter, die so nebeneinander liegen. Eine Jucca-Palme oder so. Wie ein Bilderrahmen, es schimmert ein bisschen."

Th „Riechen Sie jetzt noch einmal daran."

P „Da fällt mir nichts mehr ein. Der Geruch bleibt gleich: mehlig, nach Vanille. Vielleicht auch noch nach Nüssen und Mandeln. Ja, unten riecht es stärker nach Nüssen."

Th „Beißen Sie noch mal ein Stück ab und beschreiben Sie, wie das schmeckt und wie sich das anfühlt im Mund."

P „Nichts Neues, schmeckt aber weniger intensiv als vorhin."

Th „Wie groß ist jetzt Ihre Lust, die Schokolade zu essen?"

P „So um die 70."

Th „Schauen Sie sich die Schokolade nochmals an."

P „Da wo ich etwas abgebissen habe, sieht man jetzt die verschiedenen Schichten. Sieht aus wie ein Gebirge."

Th „Riechen Sie noch einmal daran."

P „Die Vanille sticht nicht mehr so heraus und es riecht nicht mehr nach Nuss. Wenn man länger daran riecht, wird der Geruch schwächer."

Th „Ja, man gewöhnt sich an den Geruch

und er wird dann schwächer. Das ist so wie bei einem Parfum. Beißen Sie jetzt noch ein kleines Stück ab.“

P „Jetzt schmeckt es nicht mehr so nach Honigmilch, mehr nach Nuss.“

Th „Wie stark ist jetzt Ihre Lust auf die Schokolade?“

P „Die ist jetzt noch weiter ’runter gegangen. So lange und so genau hab’ ich mir die Schokolade noch nie angeschaut. Sie ist jetzt so etwas wie ein Teil, mit dem man experimentiert. Jetzt passt das gar nicht mehr so, sie zu essen. Es liegt jetzt so bei 45.“

Kommentar: Nicht zuletzt durch die distanzierte Beobachterperspektive, die die Patientinnen gegenüber den Nahrungsmitteln einnehmen, geht das Bedürfnis zu essen allmählich zurück. Viele Patientinnen reagieren mit Stolz darauf, wenn sie es geschafft haben, Nahrungsmittel einfach stehen zu lassen, denen gegenüber sie sich seit Jahren sozusagen ausgeliefert gefühlt haben.

Exposition gegenüber Belastungssituationen

Neben einer ungünstigen Ernährung und dem damit verbundenen psychophysiologischen Mangelzustand können psychische Belastungen Auslöser für Essanfälle sein. Die Indikation für Expositionen gegenüber Belastungssituationen bzw. den damit verbundenen negativen Gefühlen und Gedanken ist gegeben bei *emotionalen Überreaktionen* (z. B. starke Ängste vor Leistungssituationen, obwohl die Patientinnen die entsprechenden Fähigkeiten und Lernfertigkeiten haben), *nicht hinreichender Verarbeitung belastender Erlebnisse* (z. B. unterdrückte Trauerreaktionen) oder auch bei *mangelnder Toleranz gegenüber unangenehmen Gefühlen* (z. B. Wartesituationen oder Langeweile nicht aushalten können). Demgegenüber werden bei Problem- bzw. Belastungssituationen, die auf Fertigkeitsdefiziten basieren, Interventionen zum Aufbau der entsprechenden Fertigkeiten eingesetzt (z. B. Kommunikations- und Problemlösetraining; soziales Kompetenztraining, Entspannungstraining). Diese Verfahren sind in der Literatur bereits gut beschrieben worden; wir beschränken uns daher an dieser Stelle darauf, zu diesen Verfahren exemplarisch Literatur anzugeben (*Selbstsicherheits-, Kommunikations- und Problemlösetraining*: Feldhege, 1997; Margraf & Rudolf, 1995; Hinsch & Pfingsten, 1998; Hinsch & Wittmann, 1997; Kaiser & Hahlweg, 2000; Ullrich & de Muynck, 1998; *Entspannungstraining*: Bernstein & Borkovec, 1982; Florin, 1978; Hofmann, 1999; Maercker, 2000; Vaitl & Petermann, 1993).

Bei Indikation von Expositionsübungen gegenüber Belastungssituationen achtet der Therapeut darauf, genau die Situationen herzustellen, die für die jeweilige Patientin relevant sind. So können Gefühle der Langeweile dadurch induziert werden, dass sich die Patientinnen längere Zeit in einem kargen, wenig ansprechenden Raum aufhalten, in dem sie keinerlei Ablenkungsmöglichkeiten haben. Ängste vor Leistungssituationen können durch die Vorgabe von Leistungsaufgaben (z. B. Reaktionszeitaufgaben, Intelligenztests) oder durch performanzbezogene Aufgaben im sozialen Bereich aktualisiert werden (z. B. in einem Seminar einen Vortrag halten, Videoaufzeichnungen von der eigenen Rede anschauen). Ferner können die Patientinnen langandauernd und wiederholt mit ihren eigenen Gedanken und Selbstbewertungen konfrontiert werden; hierbei ist es empfehlenswert, von den Gedanken bzw. Selbstbewertungen zuvor eine Aufnahme anhand einer Kassette bzw. eines Videos zu machen.

Während und/oder nach der Bewältigung der Aufgaben werden die Patientinnen zusätzlich mit den Nahrungsmitteln konfrontiert, die sie normalerweise in bzw. nach Belastungssituationen essen. Sie dürfen die Nahrungsmittel allerdings nicht essen, sondern nur daran riechen und kleine Bissen nehmen, um den Geschmack zu schmecken.

Beispiel: Exposition gegenüber negativen Gedanken und Gefühlen in Leerlauf- bzw. Langeweilesituationen

Ein typisches Problem bei Bulimikerinnen ist, dass sie einerseits sehr leistungsorientiert und aktiv sind und den Tag fast vollständig mit aufgabenbezogenen Tätigkeiten zubringen bzw. verplanen; andererseits haben sie häufig Probleme, Leerlaufsituationen auszuhalten bzw. Phasen der Inaktivität und Ruhe zu genießen. So berichten die Patientinnen z. B., dass sie sich gestresst und getrieben fühlen, dass sie keine Zeit haben für Phasen der Ruhe und Entspannung und dass sie sich wünschen, weniger unter Stress zu stehen. Wenn dann aber tatsächlich einmal von außen wenig Anforderungen an sie gestellt werden und der Zeitdruck wegfällt (z. B. an Abenden oder an Wochenenden), finden die

Patientinnen oft nicht die erhoffte Zufriedenheit. Stattdessen wird dann häufig deutlich, dass sie mit Passivität, Langeweile, Alleinsein usw. schlecht umgehen können. Das Risiko für Essanfälle ist unter diesen Bedingungen hoch. Daher kann es wichtig sein, dass die Patientinnen lernen, solche Situationen auszuhalten und zuzulassen, ohne gleich wieder nach Aktivitäten zur Ablenkung zu suchen (z. B. ins Kino gehen).
Bevor eine Expositionsübung durchgeführt werden kann, müssen die Patientinnen kognitiv darauf vorbereitet werden. Der folgende Dialog, der sich anhand der Besprechung des Essanfalls-Tagebuchs ergab, verdeutlicht das Vorgehen:

Th „Ich habe den Eindruck, dass das mit dem regelmäßigen Essen jetzt ganz gut klappt. Also ich habe mir wieder die Ernährungsprotokolle und die Essanfalls-Tagebücher angeguckt. Da hatte ich so den Eindruck, dass die Heißhungeranfälle, also die jetzt noch da sind, nicht mehr mit der Mangelernährung zu erklären sind."

P „Ja, ja, mit dem Essen klappt's jetzt gut. Ich glaub', das hängt jetzt eher mit anderen Sachen zusammen. Also an die beiden letzten Heißhungeranfälle erinnere ich mich noch ganz gut. Die waren beide am Wochenende. Da muss ich ja sagen, dass ich so gespürt hab', dass ich damit gar nicht so gut umgehen kann, also wenn ich nichts vorhabe. Sonst hab' ich ja immer gesagt, dass das nur mit dem Stress zusammenhängt. Also ich dachte, ich fresse, weil ich so unter Strom stehe. Aber das ist doch nur eine Seite der Medaille. Wenn der ganze Stress dann wegfällt, dann ist da einfach nur Leere und Langeweile. Und das halte ich doch ganz schlecht aus."

Th „Ja, das kann ich mir gut vorstellen. Wenn man so ein aktiver Mensch ist wie Sie, ich meine unter der Woche da müssen Sie ja unglaublich viel leisten. Da haben Sie ja ziemlich viel in der Firma zu tun. Ich weiß gar nicht, ob ich das alles so hinkriegen würde wie Sie."

P „Ja, da ist immer ganz schön viel los."

Th „Also, ich kann mir das gut vorstellen, wenn der Körper so die ganze Woche auf Hochtouren läuft, da geht das nicht so von jetzt auf nachher, dass der auf Entspannung umschalten kann. Da braucht er Zeit, um zur Ruhe zu kommen."

P „Ja, aber diese Ruhe halte ich dann ja auch gar nicht aus."

Th „Ja, das ist das Problem. Also wir sollten uns da 'mal überlegen, was Sie da machen können. Eine Idee könnte ja sein, dass wir jetzt alles daran setzen, damit es Ihnen erst gar nicht mehr langweilig wird. Also, dass wir ein ganz dichtes Freizeitprogramm ausarbeiten."

P „Also, das ist doch keine Lösung. Ich kann mich doch nicht ewig beschäftigen. Ich brauche doch auch mal 'ne Pause."

Th „Ja, jedem Menschen, der so viel bei der Arbeit leisten muss wie Sie, würde ich eigentlich auch wünschen, dass er es sich auch erlauben kann, am Wochenende 'mal gar nichts Besonderes zu machen, also einfach 'mal alle Fünfe gerade sein zu lassen, und einfach 'mal 'rumzuhängen. Aber ich bin mir nicht sicher, ob dass auch ein Weg für Sie sein kann. Das steht doch diametral dem entgegen, wie Sie sonst so sind: aktiv, leistungsorientiert, dynamisch und erfolgreich. Das muss Sie doch dann in einen fürchterlichen Konflikt bringen, also dass Sie dann vielleicht denken: Kann ich mir das erlauben, einfach so faul zu sein?"

P „Ja, ja, genau. Da ist dann immer im Hintergrund so ein Gefühl, dass das doch eigentlich nicht geht, dass ich faul sein will. Bei uns zu Hause hieß es immer Leistung, Leistung und noch 'mal Leistung. Das sitzt, glaube ich, ganz tief in mir drin."

Th „Ja. Deshalb bin ich da ja auch vorsichtig und empfehle Ihnen nicht, einfach 'mal 'ne Pause zu machen, sich das einfach zu erlauben. Ich fürchte, dass Ihnen das gar nicht gerecht werden kann. Das ist so einfach gesagt, aber für Sie, bei Ihrer Lebensgeschichte, da ist das eine ganz schwierige Aufgabe. Und da könnte ich sehr gut verstehen, wenn Sie sagen würden, also das krieg' ich nicht hin. Da will ich nicht d'ran. Ich setze dann 'mal alles d'ran, dass ich auch in der Freizeit immer aktiv bin."

P „Ja, so hab' ich es ja bisher immer gemacht. Ganz oft nehme ich mir noch Arbeit aus der Firma mit."

Th „Das ist ja auch naheliegend. Wenn Sie bisher immer diese schlechten Erfahrungen gemacht haben, wenn Sie nichts vorhaben, keine Beschäftigung haben. Das ist doch gut, dass Sie schon ausprobiert haben, was Ihnen da helfen kann, und sich Arbeit mit nach Hause nehmen."

P „Ja, aber dann kann ich das Ausspannen ja nie lernen. Wenn ich mich ständig so zuschütte mit Arbeit, wie soll ich dann lernen, dass ich auch mal faul sein darf?"

Th „Ja, das ist in der Tat die Crux. Aber die Frage ist doch, ob Sie das überhaupt lernen wollen; ich meine, das wird doch nicht einfach werden. Darüber sind wir uns doch beide im Klaren. Also gesetzt den Fall, Sie würden das lernen wollen und sich dem 'mal aussetzen, also Sie würden sich nicht beschäftigen und das Gefühl von Langeweile und Faulsein versuchen auszuhalten. Ich bin da ziemlich sicher, dass da all' diese unangenehmen Gedanken und Gefühle hochkommen. Genau so, wie Sie sie beschrieben haben: Da kommen Selbstzweifel hoch, ob Sie sich das erlauben dürfen, so faul zu sein und da wird es Ihnen bestimmt nicht gut gehen. Sie werden unruhig werden, das Bedürfnis, jetzt etwas zu essen, wird aller Wahrscheinlichkeit nach ganz stark werden. Da könnte ich wirklich verstehen, wenn Sie sagen würden, nee, das tue ich mir nicht an. Das ist mir zu anstrengend."

P „Ja, aber das ist doch eine Frage der Alternativen. Bisher hat's ja auch nicht geklappt. Auch wenn ich mich dafür entscheide, mich immer voll zu beschäftigen. Das klappt ja auch nicht. Irgendwann bin ich dann am Ende. Dann fühle ich mich ausgelaugt und dann geht gar nichts mehr."

Th „Ja, sicher. Das ist die andere Seite. Wenn man so die beiden Wege voll zu Ende denkt, dann werden da auch die Probleme deutlicher. Ich hab' so den Eindruck, wie auch immer Sie sich entscheiden, gewisse Nachteile müssen Sie in Kauf nehmen: Wenn wir jetzt alles d'ran setzen, ein volles Freizeitprogramm auszuarbeiten, dann klappt das vielleicht eine Weile. Aber irgendwann sind Sie dann total erschöpft, Ihr Körper braucht irgendwann auch 'mal 'ne Pause. Und dann haben Sie wieder das Problem, dass Sie mit Pausen, also mit Leerlauf nicht umgehen können. Dazu kommt natürlich noch die Frage, ob wir das so perfekt hinkriegen, also ob wir hinkriegen, dass Sie zu keiner Zeit Leerlauf haben. Der andere Weg würde bedeuten, dass Sie sich zum Ziel setzen, Leerlauf auszuhalten und dass Sie sich diesen Gefühlen stellen, die dann hochkommen. Da wäre allerdings noch die Frage, was Sie denken, wie das weitergeht. Also nehmen wir 'mal an, Sie setzen sich dieser Langeweile immer wieder aus, was glauben Sie denn, was wird dann mit diesen Gefühlen und Gedanken passieren?"

P „Ich denke, auch wenn ich jetzt sage, ich will das aushalten lernen, ich will damit umgehen lernen, also wenn ich dann wirklich in der Situation wäre, also ich weiß es nicht genau, aber ich nehme an, ich würde doch versuchen, mich davon abzulenken, so wie es bisher immer war. Wahrscheinlich würde ich essen!"

Th „Das klingt sehr plausibel. Stellen Sie sich jetzt einmal vor, dass Sie keine Gelegenheit haben, sich abzulenken, sie werden immer wieder zurückgeholt, z. B. hören Sie pausenlos eine Kassette in ihrem Zimmer, und da sind all die Gedanken drauf, die Sie in solchen Situationen haben. Also z. B. ‚Ich kann mir das nicht erlauben, einfach so faul zu sein.' ‚Was würde mein Vater dazu sagen? Zu Hause stand Leistung doch immer an erster Stelle.' Sie sitzen außerdem in einem Zimmer, das Ablenkungen kaum möglich macht. Da sind keine Akten aus Ihrer Firma, die Sie bearbeiten könnten. Was glauben Sie, wird mit ihren Gefühlen passieren?"

P „Das wird bestimmt erst einmal ganz schrecklich werden."

Th „Also, meinen Sie, dass das schlimmer werden wird?"

P „Ja, bestimmt. Bisher bin ich doch immer davor weggelaufen."

Th „Das ist plausibel. Ja, das kann durchaus passieren, dass das schlimmer wird. Stellen Sie sich jetzt einmal vor, dass Sie immer weiter in diesem Zimmer sind. Sie hören immer weiter diese Kassette. Was wird passieren? Sagen wir 'mal nach einer Stunde, nach zwei Stunden, nach drei Stunden oder auch nach einem ganzen Tag? Also, manche Menschen haben da die Befürchtung, dass die unangenehmen Gefühle endlos ansteigen und dass sie das nicht aushalten. Was denken Sie, was wird bei Ihnen passieren?"

P „So hab' ich das ja noch nicht gemacht. Das weiß ich so nicht."

Th „Klar, wissen können Sie das nicht. Ich weiß auch nicht, wie das bei Ihnen sein würde. Aber was vermuten Sie?"

P „Also, ich kann mir gut vorstellen, dass ich irgendwann mal ganz schön wütend werde, so dass mir das egal wird mit diesem ewigen „etwas leisten" müssen. Ja, dass ich auch unheimlich wütend auf meinen Vater werde, dass er mich da immer so gedrillt hat, dass ich das so verinnerlicht habe! Das merke ich jetzt schon, wenn ich so darüber rede, dass ich da ganz schön wütend werde."

Th „Ja, das kann ich mir gut vorstellen. Wir hatten ja schon einmal darüber gesprochen. Aber ich überlege mir jetzt, wie könnte das weitergehen mit der Wut. Stellen Sie sich doch 'mal in diesem Gedankenexperiment weiter vor, Sie bleiben immer noch in diesem Zimmer, der Kassettenrecorder läuft weiter, die Gedanken, die Sie verinnerlicht haben, werden abgespult. Irgendwie hören Sie da auch die Botschaften heraus, die Ihnen Ihr Vater vermittelt hat und das macht Sie fürchterlich wütend. Was glauben Sie, wie wird es weitergehen mit dieser Wut?"

P „Ich kann mir vorstellen, dass mir das irgendwann egal wird. Man kann ja nicht andauernd und über Stunden hinweg ununterbrochen wütend sein. Irgendwann werde ich dann bestimmt müde. Vielleicht kann ich mir dann auch eher sagen, dass ich jetzt mein Leben leben muss. Dass ich auch faul sein darf, dass ich nicht unruhig werden muss, wenn ich mir etwas Schönes erlaube. Vielleicht kann ich dann ja irgendwann besser damit umgehen, wenn ich Leerlauf habe und mal nicht aktiv bin. Also diesen Leistungsdruck will ich loswerden."

Kommentar: Der Erfolg von therapeutischen Übungen ist infrage gestellt, wenn die Einbeziehung der Patientinnen bei der Entwicklung der Ziele, die erreicht werden sollen, unzureichend ist. Der Therapeut stellt also nicht einfach von sich aus fest, dass die Patientin angesichts ihrer Leistungsorientiertheit vermutlich Langeweile schlecht ertragen kann und „verschreibt" ihr (falls sie die Vermutung bestätigt) einige Expositionsübungen zur Akzeptanz von Inaktivität. Da er damit tiefe Überzeugungen der Patientin tangieren würde, würde solch ein Vorgehen zu Reaktanz aufseiten der Patientin führen. Er leitet sie vielmehr behutsam dahin, dass sie selbst ihren Zwiespalt zwischen Wunsch nach Ruhe und Unfähigkeit, Ruhe zu genießen, herausarbeitet. Zur Erleichterung dieses Prozesses und zur Stärkung des Vertrauens in die Kompetenz des Therapeuten nimmt er Gedanken und Überzeugungen der Patientin, die vermutlich mit der Akzeptanz von Ruhe in Konflikt stehen, vorweg. Sodann hilft er ihr, wiederum durch Aktivierung von Bedenken und Gegenargumenten, sehr genau zu durchdenken, was zu tun sei (z. B. Verhindern von Langeweile durch vollkommene Freizeitplanung), bis die Patientin schließlich stark motiviert ist, auch anstrengende Wege zu beschreiten, um den Umgang mit dem Problem der Langeweile für sich zu lösen.

In dem geschilderten Fallbeispiel wurde die Patientin zunächst in Begleitung des Therapeuten mit ihren Gedanken und Selbstbewertungen konfrontiert, die sie im Hinblick auf Leerlauf- bzw. Freizeitsituationen hatte. Die Gedanken waren zuvor im Gespräch erarbeitet und dann auf eine Kassette aufgezeichnet worden. Die Expositionen wurden um Strategien der systemimmanenten kognitiven Therapie ergänzt, die zur Besprechung und Vertiefung der Gedanken und Gefühle eingesetzt wurden. Zusätzlich war die Patientin von den Nahrungsmitteln umgeben, die sie normalerweise zur Stimmungsaufbesserung aß.

3.3.6 Ein idealtypischer Ablauf der Intensivtherapie

Wie bereits oben erwähnt, arbeitet der Therapeut im Laufe eines Behandlungstages an unterschiedlichen Themen. In der Regel ist es sinnvoll, die Therapie mit der Ernähungsumstellung und der Figur- bzw. Gewichtsexposition zu beginnen. Im weiteren Verlauf kann das Thema *Umgang mit Belastungen* aufgegriffen werden. Zu Beginn der Therapie besteht ein relativ hoher Patient-Therapeut-Kontakt; aber bereits ab dem zweiten Behandlungstag führen die Patientinnen viele Übungen allein durch; unmittelbar nach den Übungen bespricht der Therapeut mit den Patientinnen, welche Erfahrungen sie damit gemacht haben. Ein typischer erster Behandlungstag könnte wie folgt ablaufen:

Prototypischer erster Behandlungstag

8.30 Erstellen eines Ernährungsplans für den Tag (Ziel: ca. 2.000 kcal).

9.00 Gemeinsames Frühstück (Ziele: Hunger und Sättigung erkennen; Essensregeln einüben; Ernährungswissen auffrischen, normalgesunden Essstil aufbauen. Strategien: Informationsvermittlung, systemimmanente Gesprächsführung, z. B. entpathologisieren, Gedanken und Gefühle vorwegnehmen, Selbstverantwortung betonen).

9.30 Auswertung und spezielle kognitive Interventionen (z. B. Befürchtungen, Bewertungen etc. mithilfe systemimmanenter Gesprächsführung aufgreifen).

10.00 Konfrontation mit dem Gewicht und begleitend bzw. anschließend spezielle Gesprächsführung bzw. kognitive Interventionen zur Auswertung.

10.30 Gemeinsam eine Zwischenmahlzeit einnehmen (Ziele: Heißhunger entgegen wirken; gesunde und weniger gesunde, aber gut schmeckende Nahrungsmittel essen und genießen lernen).

11.00 Figurkonfrontation (Ziele: Figur/Körper angstfreier anschauen lernen; ausgewogenere Einstellung gegenüber der Figur aufbauen; Vorgehen: zunächst Exposition anhand eines Spiegels; gleichzeitig wird eine Videoaufnahme davon gemacht; die Patientin trägt ihre Alltagskleidung; der Therapeut beginnt vorzugsweise mit dem Kopf bzw. Gesicht, sofern dies ein weniger problematischer Körperbereich ist; er macht Vorgaben, wie der Körper/die Figur wahrgenommen werden kann, sofern dies eine Hilfe für die Patientin ist).

12.30 Gemeinsames Mittagessen (Zusammensetzung nach Genussaspekten und im Sinne einer ausgewogenen Ernährung; systemimmanente Gesprächsführungsregeln, z. B. Selbstverantwortung betonen, Gedanken und Befürchtungen vorwegnehmen).

13.30 Weiterführende bzw. vertiefende Auswertung der Erfahrungen beim Mittagessen.

14.00 Pause (z. B. Spaziergang, Musik hören, ausruhen in einem Ruheraum, Bilder ansehen, lesen).

15.00 Wiederholte Figurkonfrontation (Betrachten der Videoaufnahme vom Vormittag; Auswertung wie oben beschrieben).

16.00 Zwischenmahlzeit (z. B. Obst, Jogurt).

16.30 Konfrontation mit dem Gewicht und begleitend bzw. anschließend spezielle Gesprächsführung bzw. kognitive Interventionen zur Auswertung.

17.00 Auswertung der bisher gemachten Erfahrungen am ersten Behandlungstag und Abendplanung (Ziel: Selbst- und Fremdverstärkung für das Geleistete geben; günstige Formen der Abendgestaltung erarbeiten).

17.30 Gemeinsames Abendessen (Ziele: Hunger und Sättigung erkennen; Essensregeln einüben; Ernährungswissen auffrischen, normalgesunden Essstil aufbauen. Strategien: Informationsvermittlung, systemimmanente Gesprächsführung, z. B. entpathologisieren, Gedanken und Gefühle vorwegnehmen, Selbstverantwortung betonen, positive Selbst- und Fremdverstärkung für Veränderung).

Am zweiten Behandlungstag nehmen die Patientinnen in der Regel das Frühstück und die Zwischenmahlzeiten allein ein, während sie bei der Mittagsmahlzeit und dem Abendessen häufig noch vom Therapeuten begleitet werden. Zudem beginnt der Therapeut am zweiten Behandlungstag damit, die Patientinnen mit all jenen Nahrungsmitteln zu konfrontieren, die sie vorzugsweise während eines Essanfalls essen. Bei diesen Übungen sollen die Patientinnen nichts essen, sondern sie haben stattdessen die Aufgabe, das Bedürfnis zu essen auszuhalten. Die Übungen zur Figurkonfrontation werden dahingehend variiert, dass die Patientinnen andere Kleidung tragen (z. B. elegante oder legere) und dass sie angeleitet werden, mit Ihrem Äußeren zu experimentieren (z. B. bzgl. Frisur, Schminken, Schmuck, Körperhaltung etc.). An den folgenden Tagen werden die Patientinnen immer mehr dazu angeregt, für die Figurkonfrontation eine die Figur betonende Kleidung zu tragen; schließlich tragen die Patientinnen bei diesen Übungen nur noch einen Body oder Badeanzug.

Die Übungen zur Konfrontation mit Nahrungsmitteln werden schrittweise dahingehend erweitert, dass die Patientinnen zusätzlich auch mit jenen Belastungssituationen konfrontiert werden, die bei ihnen typischerweise zu Essanfällen füh-

ren. Die Dauer der jeweiligen Konfrontationen mit der Figur bzw. mit Nahrungsmitteln und Belastungssituationen folgt allgemeinen Regeln der Konfrontationstherapie wie sie z. B. auch bei der Behandlung von Angststörungen berücksichtigt werden. Eine Sitzung darf erst dann beendet werden, wenn die unangenehmen Empfindungen (z. B. Ekel gegenüber der Figur) deutlich zurückgegangen sind. In der Regel sind dafür jeweils ca. 40 bis 60 Minuten erforderlich.
Die Dauer der Intensivphase der Therapie hängt von dem individuellen Verlauf der Behandlung ab. Häufig sind dafür ca. 10 bis 12 Tage anzusetzen, es kann aber auch sinnvoll sein, die Intensivphase zu verkürzen und stattdessen zeitlich etwas mehr verteilte Behandlungsblöcke zu realisieren. In jedem Fall steht gegen Ende der Intensivphase bzw. im Anschluss daran die Generalisierung des Gelernten im Hinblick auf das natürliche Umfeld der Patientinnen im Vordergrund der Behandlung. Es ist wichtig, dass die Patientinnen in dieser Phase nach wie vor durch den Therapeuten unterstützt werden, indem er z. B. im häuslichen Umfeld der Patientinnen einige Expositionsübungen durchführt, oder indem er den Patientinnen hilft, ihre Erfahrungen einzuordnen und weitere Veränderungen zu wagen. Dies geschieht in Form von anfangs wöchentlichen Therapiesitzungen; im weiteren Verlauf werden die Abstände zwischen den Therapiesitzungen größer bis schließlich telefonische Gesprächskontakte ausreichen.

3.3.7 Ein idealtypischer Ablauf einer Therapie mit verteilten Therapiesitzungen

Ein Behandlungsablauf, wie oben im Rahmen einer Intensivtherapie beschrieben, ist in vielen Versorgungseinrichtungen nicht praktizierbar. Die Therapie kann aber auch in Form von verteilten Sitzungen durchgeführt werden, wenn darauf geachtet wird, dass für die Expositionen jeweils so viel Zeit zur Verfügung steht, dass in jeder Expositionseinheit ein deutlicher Rückgang negativer Gefühle (z. B. gegenüber der Figur) erreicht werden kann. Des Weiteren empfehlen wir, die Therapie zunächst mit hochfrequenten Sitzungen (z. B. drei Therapieeinheiten pro Woche) zu beginnen. Dadurch wird das Vermeidungsverhalten (z. B. gegenüber einem normalgesunden Essstil) schneller abgebaut, was sich wiederum günstig auf die Veränderung der Symptomatik und die Therapiemotivation der Patientinnen auswirkt.
Bei einem Therapieablauf mit verteilten Sitzungen empfiehlt es sich, im ersten Drittel der Therapie (ca. Sitzung 1 bis 8) mit dem Ernährungstraining zum Aufbau eines normalgesunden Essstils zu beginnen. Auch bei dem verteilten Vorgehen ist es sinnvoll, die Patientinnen von Beginn der Therapie an dazu aufzufordern, über den Tag hinweg drei Hauptmahlzeiten und zwei Zwischenmahlzeiten einzunehmen. Da die Patientinnen meistens starke Ängste vor einer Gewichtszunahme und in der Folge ein stark ausgeprägtes Vermeidungsverhalten haben, sollten zumindest zu Beginn dieses Therapiebausteins einige Mahlzeiten mit den Patientinnen gemeinsam eingenommen werden. Um die Ängste vor einer Gewichtszunahme aufzufangen bzw. zu verändern, ist es günstig, im zweiten Drittel der Therapie mit der Figurexposition zu beginnen (ca. Sitzung 9 bis 16). Zunächst finden die Figurexpositionen ausschließlich während der therapeutischen Sitzungen statt. Hausaufgaben zur Figurexposition, z. B. Expositionen vor einem Spiegel analog zu den Expositionen in der Therapie, sollten erst dann gegeben werden, wenn die Patientinnen in der Lage sind, die Expositionen lange genug auszuhalten. Ein zu schnelles Beenden oder ein Abbruch der Expositionen führt meistens zu einer Intensivierung negativer Gefühle gegenüber dem Körper bzw. der Figur. Dieser Mechanismus muss den Patientinnen erklärt werden.
Parallel zu der Figurexposition wird der Aufbau eines normalgesunden Essstils weiter gefördert. Im letzten Drittel der Therapie (ca. Sitzung 17 bis 24) steht das Thema *Belastungen und Essen* im Vordergrund. Je nach der individuellen Problemlage werden hier Fertigkeiten aufgebaut, die für eine aktive Problemlösung in verschiedenen Kontexten (z. B. Partnerschaft, Beruf) hilfreich sind (s. o.). Zudem finden Expositionsübungen gegenüber Nahrungsmitteln und Belastungssituationen statt. Zunächst werden die Expositionsübungen in Anwesenheit des Therapeuten (entweder im Therapiezimmer oder zu Hause bei den Patientinnen) durchgeführt. Dann setzen sich die Patientinnen den Nahrungsmitteln und/oder Belastungen aus, während der Therapeut in der Nähe ist (z. B. im Nebenzimmer). Schließlich führen die Patientinnen die Expositionen allein zu Hause durch, haben aber anschließend die Möglichkeit, mit dem Therapeuten darüber zu reden.

3.4 Stabilisierung und Rückfallprophylaxe

Gegen Ende der Therapie regt der Therapeut die Patientinnen an, realistische Erwartungen über den weiteren Verlauf ihrer Gesundung zu entwickeln. Der Therapeut informiert darüber, dass viele Patientinnen in bestimmten Lebenssituationen, z. B. wenn sie sich belastet fühlen, zeitweise wieder Essanfälle haben. Er betont, dass das Wiederauftreten von Essanfällen nichts Schlimmes ist und nicht bedeutet, dass dann die Therapie nichts genützt hat oder die Patientinnen wieder am Anfang stehen. Stattdessen ermutigt er die Patientinnen, das erneute Auftreten von Essanfällen als Chance zu begreifen, das in der Therapie Gelernte selbst anzuwenden (z. B. Exposition gegenüber Nahrungsmitteln; Etablierung eines normalgesunden Essstils). Er macht ferner deutlich, dass es für den langfristigen Therapieerfolg entscheidend ist, ob es den Patientinnen gelingt, einen regelmäßigen und ausgewogenen Essstil beizubehalten. Der Therapeut ermutigt die Patientinnen auch, sich in schwierigen Lebenslagen ggf. wieder bei ihm zu melden, um das in der Therapie Gelernte wieder aufzufrischen.

Kapitel 4

Wirksamkeit der Behandlung

Das dargestellte Behandlungsprogramm wurde bisher an einer klinischen Stichprobe von 66 Frauen mit Bulimia Nervosa überprüft, die in der Christoph-Dornier-Stiftung für Klinische Psychologie, Institut Marburg, behandelt wurden (Tuschen-Caffier, Pook & Frank, 2001). Ursprünglich hatten sich 73 Patientinnen (intent-to-treat-Gruppe) um eine Behandlung bemüht, wobei 6 Patientinnen während der Diagnostikphase, und zwar überwiegend wegen Schwierigkeiten mit der Finanzierung der Therapie, aus der Stichprobe herausfielen. Eine Patientin brach die Behandlung vorzeitig ab.

Die verbleibenden 66 Patientinnen, die an der Therapie teilnahmen, waren im Durchschnitt rund 26 Jahre alt und litten seit rund 8 Jahren an ihrer Essstörung. Mit einem durchschnittlichen Body Mass Index (BMI; kg/m^2) von 20.2 sind die Patientinnen als normalgewichtig einzuschätzen.

Die Patientinnen erhielten eine Einzeltherapie, die als 10- bis 14-tägige Kompaktbehandlung mit ggf. sich anschließenden zeitlich verteilten Sitzungen durchgeführt wurde. Die 16 Therapeuten, die die Behandlungen durchführten, orientierten sich an dem oben dargestellten Manual und erhielten wöchentlich Supervision. Die Therapieevaluationen fanden sechs Wochen (Post-Messung) und ein Jahr nach Ende der Therapie (Follow-up) statt.

Zur Evaluation der Effektivität der Behandlung wurden die Patientinnen u. a. gebeten, die Häufigkeit von Essanfällen – bezogen auf die letzten vier Wochen vor dem jeweiligen Erhebungszeitpunkt – anzugeben. Zur Erfassung des gezügelten Essstils wurde eine deutsche Fassung (vgl. Laessle, Tuschl, Kotthaus & Pirke, 1989) der Restraint-Skala (RS-10-; Heatherton, Herman, Polivy, Kling & McGree, 1988) eingesetzt. Gefühlsinduziertes Essen wurde durch eine entsprechende Skala des FEVII (Grunert, 1989), einer deutschen Fassung des Dutch Eating Behavior Questionnaire (van Strien, Frijters, Bergers & Defares, 1986), erfasst. Für die Einschätzung, wie zufrieden bzw. unzufrieden die Patientinnen mit ihrer Figur waren, haben wir eine deutsche Fassung des Fragebogens zum Figurbewusstsein (Cooper, Taylor, Cooper & Fairburn, 1987; deutsche Fassung vgl. Laessle et al., 1989) eingesetzt. Das Ausmaß an Depressivität wurde durch das Depressions-Inventar von Beck gemessen (BDI; Beck, Ward, Mendelson, Mock & Erbaugh, 1961; deutsche Version Hautzinger, Bailer, Worall & Keller, 1992).

Bei der Auswertung wurden Effektstärken berechnet, bei denen die Mittelwertsdifferenzen durch die Standardabweichung der „intent-to-treat"-Gruppe des ersten Messzeitpunktes, also der Erhebung vor Therapiebeginn, dividiert wurden. Dies entspricht insofern einem konservativen Vorgehen, als die Standardabweichungen zu dem genannten Messzeitpunkt am größten waren.

Nach Ende der Therapie ergeben sich in allen fünf Evaluationsparametern (Essanfälle, gezügelter Essstil, gefühlsinduziertes Essen, negative Einstellungen zur Figur, Depression) statistisch bedeutsame Verbesserungen ($p < .005$), die auch in der Nachuntersuchung ein Jahr nach Ende der Therapie bestehen blieben ($p < .001$). Im einzelnen hatten 36.8% unmittelbar nach Therapieende und 43.3% im 1-Jahres-Follow-up keine Essanfälle mehr. Die Mehrzahl der Patientinnen (73% unmittelbar nach Therapieende; 69% im 1-Jahres-Follow-up) fühlte sich durch die Therapie zumindest viel besser oder sogar sehr viel besser. Die Effektstärken nach Therapieende liegen bei $d = 1$ bis $d = 1{,}5$ und bleiben im 1-Jahres-Follow-up überwiegend stabil. Besonders gute Ergebnisse wurden in der Verbesserung des gefühlsinduzierten Essens (Post-Messung: $d = 1.55$; 1-Jahres-Follow-up: $d = 1.59$) und des Figurbewusstseins (Post-Messung: $d = 1.36$; 1-Jahres-Follow-up: $d = 1.63$) erzielt. Verbesserungsbedürftig ist dagegen die Remissionsrate bezüglich der Essanfälle; die Effektstärken liegen zwischen $d = 1.07$ (Post-Messung) und $d = 0.72$ (1-Jahres-Follow-up). Bei einer ersten Sichtung der Daten deutete sich an, dass einige wenige Patientinnen nach wie vor eine relativ hohe Anzahl an Essanfällen haben. Es stellt sich hier also die Frage, durch welche Behandlungsangebote oder Veränderungen im Therapiekonzept auch jene Patienten erreicht werden können, die bisher noch nicht von diesem Behandlungskonzept profitieren.

Bei unserer bisherigen Studie zur Effektivität unseres Therapiekonzeptes handelt es sich um die Evaluation der Therapie, wie sie in einer Versorgungseinrichtung durchgeführt wird. Ein Vorteil dieses Vorgehens liegt darin, dass es sich um eine anfallende, nicht selegierte Patientinnengruppe handelt. Ein Nachteil ist aber, dass im Rahmen des Studiendesign keine Kontrollgruppe berücksichtigt werden konnte, durch die sich die erzielten Effekte von Veränderungen ohne Intervention abgrenzen ließen. Vergleicht man unsere Ergebnisse aber mit denen kontrollierter Studien, so lässt sich sagen, dass wir vergleichbar gute Ergebnisse erzielt haben (z.B. Agras et al., 1994; Cooper, P. J. & Steere, 1995; Wilson & Fairburn, 1998). Dies ist insofern bemerkenswert als es sich in unserer Stichprobe um eine nicht selegierte, klinische Stichprobe von Patientinnen handelt.

Literatur

Agras, W. S., Rossiter, E. M., Arnow, B., Telch, C. F., Raeburn, S. D., Bruce, B. & Koran, L. M. (1994). One-year follow-up of psychosocial and pharmacological treatments for bulimia nervosa. *Journal of Clinical Psychiatry, 55,* 179-183.

American Psychiatric Association (1987). *Diagnostic and statistical manual of mental disorders. Third Edition Revised (DSM-III-R).* Washington, D. C.: American Psychiatric Association.

American Psychiatric Association (1994). *Diagnostic and statistical manual of mental disorders. Fourth Edition (DSM-IV).* Washington, D. C.: American Psychiatric Association.

Attie, J. & Brooks-Gunn, J. (1989). Development of eating problems in adolescent girls: A longitudinal study. *Developmental Psychology, 25,* 70-79.

Bartling, G., Fiegenbaum, W. & Krause, R. (1980). *Reizüberflutung. Theorie und Praxis.* Stuttgart: Kohlhammer.

Baumann, U. & Perrez, M. (Hrsg.) (1998). *Lehrbuch Klinische Psychologie – Psychotherapie.* Bern: Hans Huber.

Beck, A. T., Ward, C. H., Mendelson, M., Mock, J. & Erbaugh, J. (1961). An inventory for measuring depression. *Archives of General Psychiatry, 4,* 561-571.

Bernstein, D. A. & Borcovec, T. D. (1982). *Entspannungstraining. Handbuch der Progressiven Muskelentspannung.* München: Pfeiffer.

Blouin, A. G., Zuro, C. & Blouin, J. H. (1990). Family environment in bulimia nervosa: The role of depression. *International Journal of Eating Disorders, 9,* 649-658.

Braun, D. L., Sunday, S. R., Halmi, K. A. (1994). Psychiatric comorbidity in patients with eating disorders. *Psychological Medicine, 24,* 859-867.

Brewerton, T. D., Lydiard, R. B., Herzog, D. B., Brotman, A. W., O'Neil, P. M. & Ballenger, J. C. (1995). Comorbidity of Axis I psychiatric disorders in bulimia nervosa. *Journal of Clinical Psychiatry, 56,* 77-80.

Brooks-Gunn, J., Warren, M. P. & Hamilton, L. H. (1987). The relation of eating problems and amenorrhea in ballet dancers. *Medicine and Science in Sports and Exercise, 19,* 41-44.

Bruce, B. & Agras, S. (1992). Binge eating in females: A population-based investigation. *International Journal of Eating Disorders, 12,* 365-373.

Bruch, H. (1980). *Der goldene Käfig: Das Rätsel der Magersucht.* Frankfurt: Fischer.

Butterfield, P. S. & Leclair, S. (1988). Cognitive characteristics of bulimia and drug-abusing women. *Addictive Behaviors, 13,* 131-138.

Button, E. J., Loan, P., Davies, J. & Sonuga-Barke, E. (1997). Self-esteem, eating problems, and psychological wellbeing in a cohort of schoolgirls aged 15-16: A questionnaire and interview study. *International Journal of Eating Disorders, 21,* 39-47.

Carlat, D. & Camargo, C. (1991). Review of bulimia nervosa in males. *American Journal of Psychiatry, 148,* 831-843.

Cattanach, L., Malley, R. & Rodin, J. (1988). Psychologic and physiologic reactivity to stressors in eating disordered individuals. *Psychosomatic Medicine, 50,* 591-599.

Cools, J., Schotte, D. E. & McNally, R. J. (1992). Emotional arousal and overeating in restrained eaters. *Journal of Abnormal Psychology, 101,* 348-351.

Cooper, P. J., Taylor, M. J., Cooper, Z. & Fairburn, C. G. (1987). The development and validation of the Body Shape Questionnaire. *International Journal of Eating Disorders, 6,* 485-494.

Cooper, P. J. & Fairburn, C. G. (1993). Confusion over the core psychopathology of bulimia nervosa. *International Journal of Eating Disorders, 13,* 385-389.

Cooper, P. J. & Steere, J. (1995). A comparison of two psychological treatments for bulimia nervosa: implications for models of maintenance. *Behaviour Research and Therapy, 33,* 875-885.

Deutsche Gesellschaft für Ernährung e. V. (1992). *Ernährungsbericht 1992.* Frankfurt: Druckerei Henrich.

Dickenberger, D., Gniech, G. & Grabitz, H.-J. (1993). Die Theorie der psychologischen Reaktanz. In D. Frey & M. Irle (Hrsg.), *Theorien der Sozialpsychologie. Band 1: Kognitive Theorie* (2. überarbeitete Auflage, S. 243-273). Bern: Huber.

Dilling, H., Mombour, W. & Schmidt, M.H. (Hrsg.) (1991). *Internationale Klassifikation psychischer Störungen.* Bern: Huber.

Eagly, A. & Chaiken, S. (1993). *The psychology of attitudes.* Fort Worth: Harcourt Brace Jovanovich College.

Eldredge, K., Wilson, G. T. & Whaley, A. (1990). Failure, self-evaluation, and feeling fat in women. *International Journal of Eating Disorders, 9,* 37-50.

Fairburn, C. G. (1993). Interpersonal psychotherapy for bulimia nervosa. In G. L. Klerman & M. M. Weissman (Eds.), *New applications of interpersonal psychotherapy* (pp. 353-378). Washington, DC: American Psychiatric Press.

Fairburn, C. G. & Beglin, S. J. (1990). Studies of the epidemiology of Bulimia nervosa. *American Journal of Psychiatry, 147,* 401-408.

Fairburn, C. G. & Wilson, G. T. (1993). Binge eating: Definition and classification. In C. G. Fairburn & G. T. Wilson (Eds.), *Binge eating. Nature, assessment, and treatment* (pp. 3-14). New York: Guilford Press.

Fairburn, C. G., Cooper, Z. & Cooper, P. J. (1986). The clinical features and maintenance of bulimia nervosa. In K. D. Brownell & J. P. Foreyt (Eds.), *Handbook of eating disorders* (pp. 389-404). New York: Basic Books.

Fairburn, C. G., Norman, P. A., Welch, S. L., O'Connor, M. E., Doll, H. A. & Peveler, R. C. (1995). A prospective study of outcome in bulimia nervosa and the long-term effects of three psychological treatments. *Archives of General Psychiatry, 52,* 304-312.

Fairburn, C. G., Cooper, Z., Doll, H., Norman, P. & O'Conner, M. (2000). The natural course of bulimia nervosa and binge eating disorder in young women. *Archives of General Psychiatry, 57,* 1-13.

Feldhege, F. J. (1997). *Verhaltenstrainingsprogramm zum Aufbau sozialer Kompetenz (VTP).* Berlin: Springer.

Fichter, M. M. (1991). Ätiologische Faktoren, Diagnostik and Therapie bulimischer Eßstörungen. *Zeitschrift für Klinische Psychologie, 20*, 1-21.
Fichter, M. M. (1993). Die medikamentöse Behandlung von Anorexia und Bulimia nervosa. *Nervenarzt, 64*, 21-35.
Fichter, M. M. & Pirke, K. M. (1989). Hormonelle Dysfunktionen bei Bulimia. In M. M. Fichter (Hrsg.), *Bulimia Nervosa - Grundlagen und Behandlung* (S. 200-218). Stuttgart: Enke.
Fichter, M. M. & Noegel, R. (1990). Concordance for bulimia nervosa twins. *International Journal of Eating Disorders, 9*, 255-263.
Fichter, M. M., Quadflieg, N. & Rehm, J. (1997). Langzeitverlauf von Bulimia nervosa und "binge eating disorder". *Verhaltenstherapie, 7*, A5.
Fichter, M. & Quadflieg, N. (1999). *Strukturiertes Inventar für Anorektische und Bulimische Essstörungen nach DSM-IV und ICD-10 (SIAB).* Göttingen: Hogrefe.
Fiegenbaum, W. (1986). *Agoraphobie – Theoretische Konzepte und Behandlungsmethoden (Beiträge zur psychologischen Forschung, Bd. 8).* Wiesbaden: Westdeutscher Verlag.
Fiegenbaum, W., Freitag, M. & Frank, B. (1992). Kognitive Vorbereitung auf Reizkonfrontationstherapien. In J. Margraf & J.C. Brengelmann *(Hrsg.), Die Therapeut-Patient-Beziehung in der Verhaltenstherapie*. München: Gerhard Röttger.
Fiegenbaum, W. & Tuschen, B. (2000). Reizkonfrontation. In J. Margraf (Hrsg.), *Lehrbuch der Verhaltenstherapie, Band. 1: Grundlagen, Diagnostik, Verfahren, Rahmenbedingungen*. Berlin, Heidelberg, New York: Springer.
Florin, I. (1978). *Entspannung – Desensibilisierung. Leitfaden für die Praxis*. Stuttgart: Kohlhammer.
Fydrich, Th., Renneberg, B., Schmitz, B. & Wittchen, H.-U. (1997). *Strukturiertes Klinisches Interview für DSM-IV. Achse II: Persönlichkeitsstörungen*. Göttingen: Hogrefe.
Florin, I. & Tuschen-Caffier, B. (1998). Eßstörungen: Ätiologie / Bedingungsanalyse. In U. Baumann & M. Perrez (Hrsg.). *Lehrbuch Klinische Psychologie - Psychotherapie* (S. 760-765). Bern: Huber.
Franzen, S. & Florin, I. (1995). Familiale Transmission von gezügeltem Eßverhalten. *Zeitschrift für Klinische Psychologie, 24*, 65-69.
Gard, M. C. & Freeman, C. (1996). The dismantling of a myth: A review of eating disorders and socioeconomic status. *International Journal of Eating Disorders, 20*, 1-12
Garfinkel, P. (1992). Classification and diagnosis. In K.A. Halmi (Ed.), *Psychobiology and treatment of anorexia nervosa and bulimia nervosa* (37-60). American Psychopathological Association Series. Washington, DC.: American Psychiatric Press.
Goldbloom, D. S. & Garfinkel, P. E. (1990). The serotonin hypothesis of bulimia nervosa: Theory and evidence. *Canadian Journal of Psychiatry, 35*, 741-744.
Grunert, S. C. (1989). Ein Inventar zur Erfassung von Selbstaussagen zum Ernährungsverhalten. *Diagnostica, 35,* 167-179.
Guilford, C. (1939). Method and theory in experimental psychology. New York: Oxford University Press.
Guyot, G. W., Fairchild, L. & Hill, M. (1981). Physical fitness, sport participation, body build, and self-concept of elementary school children. *International Journal of Sport Psychology, 12*, 105-116.
Hautzinger, M., Bailer, M., Worall, H. & Keller, F. (1992). *Das Beck Depressionsinventar - BDI.* Bern: Huber.
Heatherton, T. F., Herman, P., Polivy, J., Kling, G. A. & McGree, T. (1988). The (mis-)measurement of restraint: an analysis of conceptual and psychometric properties. *Journal of Abnormal Psychology, 97,* 19-28.
Heatherton, T. F. & Baumeister, R. F. (1991). Binge-eating as escape from self-awareness. *Psychological Bulletin, 110*, 86-108.
Hebebrand, J., Blum, W. F., Barth, N., Coners, H., Englaro, P., Juul, A., Ziegler, A., Warnke, A., Rascher, W. & Remschmidt, H. (1997). Leptin levels in patients with anorexia nervosa are reduced in the acute stage and elevated upon short-term weight restoration. *Molecular Psychiatry, 2*, 267-269.
Hebebrand, J. & Hinney, A. (2000). Zur Erblichkeit der Adipositas im Kindes- und Jugendalter. *Kindheit und Entwicklung, 9*, 78-83.
Herman, C. P. & Mack, D. (1975). Restrained and unrestrained eating. *Journal of Personality, 43*, 647-600.
Hinsch, R. & Wittmann, S. (1997). *Auf andere zugehen. Kommunikationstraining*. Berlin: Urania.
Hinsch, R. & Pfingsten, U. (1998). *Gruppentraining sozialer Kompetenzen (GSK).* Weinheim: Psychologie Verlags Union.
Hofmann, E. (1999). *Progressive Muskelentspannung. Ein Trainingsmanual.* Göttingen: Hogrefe.
Holderness, C. C., Brooks-Gunn, J. & Warren, M. P. (1994). Co-morbidity of eating disorders and substance abuse. Review of the literature. *International Journal of Eating Disorders, 16*, 1-34.
Hudson, J. I., Pope, H. G., Yurgelun-Todd, D., Jonas, J. M. & Frankenburg, F. R. (1987). A controlled study of lifetime prevalence of affective and other psychiatric disorders in bulimic outpatients. *American Journal of Psychiatry, 144*, 1283-1287.
Jacobi, C. (1994). Pharmakotherapie und Verhaltenstherapie bei Anorexia und Bulimia Nervosa. *Verhaltenstherapie, 4*, 162-171.
Jacobi, C., Dahme, B. & Rustenbach, S. (1997). Vergleich kontrollierter Psycho- und Pharmakotherapiestudien bei Bulimia und Anorexia Nervosa. *Psychotherapie, Psychosomatik, Medizinische Psychologie, 47*, 346-364.
Jacobson, R. & Robins, C. J. (1989). Social dependency and social support in bulimic and non-bulimic women. *International Journal of Eating Disorders, 8*, 665-670.
Jansen, A. (1994). The learned nature of binge eating. In C. R. Legg & D. A. Booth (Eds.), *Appetite. Neural bases and behavioural bases* (pp. 193-211). Oxford Science Publications, European Brain and Behaviour Society Series. Oxford: Oxford University Press.
Jansen, A., Broekmate, J. & Heymans, M. (1992). Cue-exposure vs. self-control in the treatment of binge eating: a pilot study. *Behaviour Research and Therapy, 30*, 163-166.
Kaiser, A. & Hahlweg, K. (2000). Kommunikations- und Problemlösetraining. In J. Margraf (Hrsg.), *Lehrbuch der*

Verhaltenstherapie. Band 1 (S. 483-497). Berlin, Heidelberg, New York: Springer.

Kaye, W., Gwirtsman, H. E., Brewerton, T. D., George, D. T. & Wurtman, R. J. (1988). Bingeing behavior and plasma amino acids: A possible involvement of brain serotonin in Bulimia nervosa. *Psychiatry Research, 23*, 31-43.

Kaye, W. H., Gwirtsman, H. E. & George, D. T. (1989). The effect of bingeing and vomiting on hormonal secretion. *Biological Psychiatry, 25*, 768-780.

Keck, P. E., Pope, H. G., Hudson, J. I., McElroy, S. L., Yurgelun-Todd, D. & Hundert, E. M. (1990). A controlled study of phenomenology and family history in outpatients with bulimia nervosa. *Comprehensive Psychiatry, 31*, 275-283.

Killen, J. D., Hayward, C., Wilson, D. M., Taylor, C. B., Hammer, L. D., Litt, I., Simmonds, B. & Haydel, F. (1994). Pursuit of thinness and onset of eating disorder symptoms in a community sample of adolescent girls: A three-year prospective analysis. *International Journal of Eating Disorders, 16*, 227-238.

Kinzl, J. F., Traweger, C., Trefalt, W., Mangweth, B. & Biebl, W. (1998). Eßstörungen bei Männern: Eine Repräsentativerhebung. *Zeitschrift für Ernährungswissenschaft, 37*, 336-342.

Laessle, R. G., Zoettl, C. & Pirke, K. M. (1987). Metaanalysis of treatment studies for bulimia. *International Journal of Eating Disorders, 6*, 647-653.

Laessle, R. G., Schweiger, U. & Pirke, K. M. (1988). Mood and orthostatic norepinephrine response in Anorexia nervosa. *Psychiatry Research, 24*, 87-94.

Laessle, R. G., Tuschl, R. J., Kotthaus, B. C. & Pirke, K. M. (1989). A comparison of the validity of three scales for the assessment of dietary restraint. *Journal of Abnormal Psychology, 98*, 504-507.

Laessle, R. G., Schweiger, U., Tuschl, R. J. & Pirke, K. M. (1991). Psychobiologische Aspekte bei Eßstörungen. In C. Jacobi & T. Paul (Hrsg.), *Bulimia und Anorexia Nervosa* (S. 55-68). Berlin: Springer.

Maercker, A. (2000). Entspannungsverfahren. In J. Margraf (Hrsg.). *Lehrbuch der Verhaltenstherapie. Band 1* (S. 397-404). Berlin, Heidelberg, New York: Springer.

Margraf, J. (1994). Mini-DIPS. *Diagnostisches Kurz-Interview bei psychischen Störungen*. Berlin: Springer.

Margraf, J., Schneider, S. & Ehlers, A. , DiNardo, P. & Barlow, D. H. (1991). Diagnostisches Interview für psychische Störungen. Berlin: Springer.

Margraf, J. & Rudolf, K. (Hrsg.) (1995). *Training sozialer Kompetenz*. Baltmannsweiler.

Mayhew, R. & Edelmann, R. J. (1989). Self-esteem, irrational beliefs and coping strategies in relation to eating problems in a non-clinical population. *Personality and Individual Differences, 10*, 581-584.

Mitchell, J. E. (1992). Subtyping of bulimia nervosa. *International Journal of Eating Disorders, 11*, 327-332.

Mitchell, J. E. & Pomeroy, C. (1989). Medizinische Komplikationen der Bulimia Nervosa. In M. M. Fichter (Hrsg.), *Bulimia Nervosa* (S. 51-61). Stuttgart: Enke.

Mitchell, J. E., Hatsukami, D., Eckert, E. D. & Pyle, L. P. (1985). Characteristics of 275 patients with bulimia. *American Journal of Psychiatry, 142*, 482-485.

Mussell, M. P., Mitchell, J. E., Weller, C. L., Raymond, N. C., Crow, S. J. & Crosby, R. D. (1995). Onset of binge eating, dieting, obesity, and mood disorders among subjects seeking treatment for binge eating disorder. *International Journal of Eating Disorders, 17*, 395-401.

Ohms, M. (2000). *Eating Disorder Examination revised*. Diplomarbeit am Fachbereich Psychologie, Philipps-Universität Marburg.

Patton, G., Johnson-Sabine, E., Wood, K., Mann, A. & Wakeling, A. (1990). Abnormal eating attitudes in London school girls – a prospective epidemiological study; outcome at twelve month follow-up. *Psychological Medicine, 20*, 383-394.

Pike, K. M. & Rodin, J. (1991). Mothers, daughters, and disordered eating. *Journal of Abnormal Psychology, 100*, 198-204.

Pirke, K. M., Dogs, M., Fichter, M. M. & Tuschl, R. J. (1988). Gonadotrophins, oestradiol and progesterone during the menstrual cycle in Bulimia nervosa. *Clinical Endocrinology, 29*, 265-270.

Pirke, K. M., Pahl, J., Schweiger, U. & Warnhoff, M. (1985). Metabolic and endocrine indices of starvation in bulimia: A comparison with Anorexia nervosa. *Psychiatric Research, 15*, 33-39.

Prittwitz, S. von, Blum, W. F., Ziegler, A., Scharmann, S., Remschmidt, H. & Hebebrand, J. (1997). Restrained eating is associated with low leptin levels in underweight females. *Molecular Psychiatry, 2*, 420-422.

Pope, H. G., Champoux, R. F. & Hudson, H. L. (1987). Eating disorders and socioeconomic class: Anorexia nervosa and bulimia in nine communities. *Journal of Nervous and Mental Disease, 175*, 620-623.

Pyle, R. L., Mitchell, J. E. & Eckert, E. D. (1981). Bulimia: A report of 34 cases. *Journal of Clinical Psychology, 42*, 60-64.

Pyle, R. L., Halvorson, P. A., Neuman, P. A. & Mitchell, J. E. (1986). The increasing prevalence of bulimia in freshman college students. *International Journal of Eating Disorders, 5*, 631-647.

Rand, C. S. & Kuldau, J. M. (1990). Epidemiology of bulimia and symptoms in a general population: Sex, age, race, and socioeconomics status. *International Journal of Eating Disorders, 11*, 37-44.

Schwalberg, M. D., Barlow, D. H., Alger, S. A. & Howard, L. J. (1992). Comparison of bulimics, obese binge eaters, social phobics, and individuals with panic disorder on comorbidity across DSM-III-R anxiety disorders. *Journal of Abnormal Psychology, 101*, 675-681.

Schweiger, U., Warnhoff, M., Pahl, J. & Pirke, K. M. (1986). Effects of carbohydrate and protein meals on plasma large neutral amino acids, glucose, and insulin plasma levels of anorectic patients. *Metabolism, 35*, 938-943.

Stice, E., Agras, W. S. & Hammer, L. D. (1999). Risk factors for the emergence of childhood eating disturbances: a five-year prospective study. *International Journal of Eating Disorders, 13*, 251-265.

Striegel-Moore, R. H., Silberstein, L. R. & Rodin, J. (1986). Toward an understanding of risk factors for bulimia. *American Psychologist, 41*, 246-263.

van Strien, T., Frijters, J. E. R., Berger, G. P. A. & Defares, P.

B. (1986). The Dutch Eating Behavior Questionnaire (DEBQ) for assessment of restrained, emotional, and external eating behavior. *International Journal of Eating Disordes, 5,* 295-315.

Thelen, M. H., Farmer, J., McLaughlin Mann, L. & Priutt, J. (1990). Bulimia and interpersonal relationships: A longitudinal study. *Journal of Counseling Psychology, 37,* 85-90.

Thelen, M., Powell, A., Lawrence, C. & Kuhnert, M. (1992). Eating and body image concerns among children. *Journal of Clinical Psychology, 21,* 41-46.

Turner, M. S. J., Foggo, M., Bennie, J., Crroll, S., Dick, H. & Goodwin, G. M. (1991). Psychological, hormonal and biochemical changes following carbohydrate bingeing: A placebo controlled study in Bulimia nervosa and matched controls. *Psychological Medicine, 21,* 123-133.

Tuschen, B., Florin, I. & Baucke, R. (1993). Beeinflußt die Stimmung den Appetit? *Zeitschrift für Klinische Psychologie, 3,* 315-321.

Tuschen, B., Vögele, C. & Kuhnhardt, K. (1995). Is the desire to binge triggered by interpersonal stress and achievement challenge? An experimental study on bulimics. In B. Tuschen & I. Florin (eds), *Current research in eating disorders* (pp. 48-619). Münster: Verlag für Psychotherapie.

Tuschen, B. & Fiegenbaum, W. (1997). Techniques of exposure. In W. T. Roth (ed.), *Treating Anxiety Disorders* (pp. 31 - 55). San Francisco: Jossey-Bass.

Tuschen-Caffier, B. & Florin, I. (1998). Eßstörungen: Klassifikation und Diagnostik. In U. Baumann & M. Perrez (Hrsg.), *Lehrbuch Klinische Psychologie – Psychotherapie* (S. 754 -758). Bern: Huber.

Tuschen-Caffier, B. & Florin, I. (1998a). Eßstörungen: Intervention. In U. Baumann & M. Perrez (Hrsg.), *Lehrbuch Klinische Psychologie – Psychotherapie* (S. 767-776). Bern: Huber.

Tuschen-Caffier, B. & Vögele, C. (1999). Psychological and physiological reactivity to stress: An experimental study on bulimic patients, restrained eaters and controls. *Psychotherapy and Psychosomatics, 68,* 333-340.

Tuschen-Caffier, B. & Hilbert, A. (1999). Förderung von Compliance durch systemimmanente Gesprächsführung in der Arzt-Patient-Interaktion. *Hygiene in der Medizin, 24,* 196-199.

Tuschen, B. & Fiegenbaum, W. (2000). Kognitive Verfahren. In J. Margraf (Hrsg.), *Lehrbuch der Verhaltenstherapie, Band. 1: Grundlagen, Diagnostik, Verfahren, Rahmenbedingungen.* Berlin, Heidelberg, New York: Springer.

Tuschen-Caffier, B., Pook, M. & Frank, M. (2001). Evaluation of manual-based cognitive-behavioral therapy for bulimia nervosa in a service setting. *Behaviour Research and Therapy, 39,* 299-308.

Ullrich. R. & de Muynck, R. (1998). *Einübung von Selbstvertrauen – Bedingungen und Formen sozialer Schwierigkeiten.* Band 1. München: Pfeiffer

Ullrich, R. & de Muynck, R. (1998). *Einübung von Selbstvertrauen – Grundkurs.* Band 2. München: Pfeiffer

Ullrich, R. & de Muynck, R. (1998). *Einübung von Selbstvertrauen und kommunikative Problemlösung: Anwendung in Freundeskreis, Arbeit und Familie.* Band 3. München: Pfeiffer

Ullrich, R. & de Muynck, R. (1998). *Anleitung für den Therapeuten: Einübung von Selbstvertrauen und sozialer Kompetenz.* Band 4. München: Pfeiffer

Vaitl, D. & Petermann, F. (1993). *Handbuch der Entspannungsverfahren.* Band 1 und 2. Weinheim: Psychologie Verlags Union.

Waadt, S., Laessle, R. & Pirke, K. M. (1992). *Bulimie. Ursachen und Therapie.* Berlin, Heidelberg, New York: Springer.

Wardle, J. & Bales, S. (1988). Control and loss of control over eating. An experimental investigation. *Journal of Abnormal Psychology, 97,* 35-40.

Welch, S. L. & Fairburn, C. G. (1994). Sexual abuse and bulimia nervosa: Three integrated case control comparisons. *American Journal of Psychiatry, 151,* 402-407.

Welch, S. L. & Fairburn, C. G. (1996). Childhood sexual and physical abuse as risk factors for the development of bulimia nervosa. *Child Abuse and Neglect, 20,* 633-642.

Wendy, L. W. & Maisto, S. A. (2000). The relationship between eating disorders and substance use: moving beyond co-prevalence research. *Clinical Psychology Review, 20,* 617-631.

Westenhöfer, J. (1991). *Gezügeltes Essen und Störbarkeit des Eßverhaltens.* Göttingen: Hogrefe.

Williams, G.-J., Chamove, A. S. & Millar, H. R. (1990). Eating disorders, perceived control, assertiveness and hostility. *British Journal of Clinical Psychology, 29,* 327-335.

Williams, G.-J., Power, K. G., Millar, H. R., Freeman, C. P., Yellowlees, A., Dowds, T., Walker, M., Campsie, L., MacPherson, F. & Jackson, M. A. (1993). Comparison of eating disorders and other dietary/weight groups on measures of perceived control, assertiveness, self-esteem, and self-directed hostility. *International Journal of Eating Disorders, 14,* 27-32.

Wilson, G. T. (1993). Psychological and pharmacological treatments of bulimia nervosa: A research update. *Applied and Preventive Psychology, 2,* 35-42.

Wilson, G. T. (1996). Manual-based treatments: the clinical application of research findings. *Behaviour Research and Therapy, 37,* S79-S95.

Wilson, G. T. & Fairburn, C. G. (1993). Cognitive treatments for eating disorders. *Journal of Consulting and Clinical Psychology, 61,* 261-269.

Wilson, G. T. & Fairburn, C. G. (1998). Treatment of eating disorders. In P. E. Nathan & J. M. Gorman, *Treatments that work* (pp. 501-530). New York: Oxford University Press.

Yates, W. R. (1992). Weight factors in normal weight Bulimia nervosa: A controlled family study. *International Journal of Eating Disorders, 11,* 227-234.

Anhang

Checkliste möglicher körperlicher Begleiterscheinungen bei Bulimia Nervosa

	Körperliche Begleiterscheinungen	Mögliche Symptome u. Folgeerscheinungen	Mögliche Ursachen
1. Herz	Herzarrhytmien	Gelegentlich als „Herzstolpern" vom Patienten wahrgenommen	Kaliummangel aufgrund: häufigen Erbrechens; Abusus von Entwässerungs- oder Abführmitteln; Störungen der internen und externen Kaliumbilanz bei Störungen im Säure-Basen-Haushalt; *mögl. diagn. Untersuchung:* Serumkaliumspiegel unter 3,5 mmol/l
2. Darmtrakt	Gewebeschwäche im Darmtrakt (intestinale Atonien)	Verstopfung; Völlegefühl	Kaliummangel; größere Flüssigkeitsverluste aufgrund häufigen Erbrechens und Missbrauchs von Entwässerungsmitteln und Laxantien
	Reizdarm	Durchfall, Schmerzen im Darmbereich	Laxantienmissbrauch
	Durchbruch der Speiseröhre und des Magens (selten)	Darmblutungen, Blutbeimengung im Erbrochenen, nach Erbrechen starker Schmerz, der in den Rücken ausstrahlt, Atemnot	Häufiges, selbstinduziertes Erbrechen
	Beeinträchtigtes Konzentrationsvermögen der Niere		Kaliummangel (s. o.) Metabolische Alkalose

3. Niere	Beeinträchtigtes Konzentrationsvermögen der Niere	Harndrang; gleichbleibende oder verminderte Harnkonzentration; blau-rote Färbung der Haut bzw. der Schleimhäute	Kaliummangel (s.o.)
4. Störungen im Säure-Basen-, Elektrolyt- und Mineralhaushalt; Dehydration	Kaliummangel	Muskel-/Gewebeschwäche (z. B. intestinale Atonien), Müdigkeit, Störungen der Nierenfunktion, Parästhesien, Herzarrhythmien	Metabolische Alkalose mögl. diagn. Untersuchung: Serum-pH über 7,41
	Hypophosphatämie (herabgesetzter Phosphatgehalt im Serum)	Parästhesien, Muskelschwäche, Erhöhung zerebraler Krampfneigung, in sehr schweren Fällen: Störung der Erythrozyten-, Leukozyten- und Thrombozytenfunktion	Externe Bilanzstörung des Serumphosphats durch vermehrten renalen Verlust aufgrund Diuretikamissbrauchs bzw. interne Bilanzstörung aufgrund Kohlenhydratzufuhr nach langer Fastenperiode
	Metabolische Alkalose (Störung im Säure-Basen-Haushalt)	Abnahme des peripheren Gefäßwiderstandes, niedriger Blutdruck, Parästhesien, Hitzegefühl, Ohrensausen, Schwindel, Benommenheit, Erhöhung zerebraler Krampfneigung, (selten) Muskelkrämpfe	Häufiges Erbrechen, Diuretika- und Laxantienmissbrauch, Hypokaliämie, sek. Aldosteronismus
	Dehydration *mögl. diagn. Untersuchung:* Urin: erhöhtes spezifisches Gewicht *Blut: erhöhtes Hämokrit und Pseudohyperproteinämie*	Anstieg der Herzfrequenz, Durst, verminderte Harnausscheidung, Hypotonie, Schwindel, trockene Schleimhäute, verminderter Speichelfluss, Kopfschmerz, Schwäche, Übelkeit, trockene Haut, verringerte Gewebe-spannung der Haut, Wadenkrämpfe	Häufiges Erbrechen, Diuretika- oder Laxantienmissbrauch

	Eisenmangel	Spröde, rissige Haut, rissige Nägel, Müdigkeit, Konzentrationsschwäche, Kopfschmerz	Fehlernährung
5. Menstruationszyklus	Störung des Menstruationszyklus *mögl. diagn. Untersuchung: Hormonuntersuchung (insbes. FSH/LH Serumspiegel)*	Amenorrhoe, Oligorrhoe, anovulatorischer Zyklus *mögl. diagn. Untersuchung: monophasisch verlaufende Basaltemperaturkurve, verringerte E2-Serum-konzentration in der Follikelphase*	Durch Fehlernährung bedingte Störung in der hyperphysären Sekretion der Gonadotropine
6. Haut und Nägel	Ödeme Spröde, rissige Haut, rissige Nägel Narben am Handrücken		Diuretika-Entzug, Kaliummangel bei unbeschränkter Natriumzufuhr Eisenmangel Selbstinduziertes Erbrechen
7. Orale und periorale Bereiche	Zahn- und Zahnfleischerkrankungen Periorale Irritation der Haut	Erosion des Zahnschmelzes, Zahnfleischentzündungen Hyperamylasämie	Häufiges selbstinduziertes Erbrechen, Dekalzifikation aufgrund ernährungsbedingten Mangels an Kalzium bzw. Vitamin D Häufiges Erbrechen: Saurer Mageninhalt kommt dabei oft in Kontakt mit der Haut in der Mundregion
8. Sonstiges	Parotisschwellung (Schwellung der Ohrspeicheldrüse)		Fehlernährung, häufiges Erbrechen

Informationsbroschüre über körperliche Folgen der Mangelernährung bei Bulimia Nervosa

Mangelernährung, häufiges Erbrechen sowie Abführ- und Entwässerungsmittel-Missbrauch

In der heutigen Zeit haben viele Frauen Probleme mit ihrer Figur. Sie halten sich für zu dick und versuchen, durch Diäthalten, selbst herbeigeführtes Erbrechen und den Gebrauch von Abführ- und Entwässerungsmitteln abzunehmen. Als eine wichtige Erklärung für dieses Verhalten wird das Schlankheitsideal unserer Gesellschaft angesehen, dem viele Frauen gerne entsprechen möchten. Die wenigsten wissen jedoch, warum die angewandten Maßnahmen nicht zu einer dauerhaften Gewichtsreduktion führen, und welche negativen gesundheitlichen Folgen diese Verhaltensweisen haben können. Ein wichtiger Grund, warum Diäthalten immer wieder zur Gewichtszunahme führt, liegt darin, dass der Körper sich auf eine verringerte Nahrungszufuhr einstellt und diese auch dann noch beibehält, wenn die Kalorienzufuhr wieder ausreichend ist. Dieser entwicklungsgeschichtlich sehr alte Mechanismus hat die Aufgabe, Lebewesen in Zeiten von Hungersnöten vor dem Aussterben zu bewahren. Das Energiesparen ermöglicht dem Körper, längere Zeit von den vorhandenen Reserven zu zehren. Wenn jemand über längere Zeit seinem Körper durch Diäthalten, Erbrechen oder durch den Gebrauch von Abführ- und Entwässerungsmitteln nicht ausreichend Nährstoffe zuführt, kommt es zu einer Mangelernährung.
Zu einer Mangelernährung kann es bei der Bulimia Nervosa auf unterschiedliche Weise kommen:
- Oft liegt die tägliche Kalorienaufnahme bei Bulimikerinnen weit unter ihrem Bedarf.
- In der Auswahl der Nahrungsmittel neigen Bulumikerinnen dazu, Kohlenhydrate und Fette auszusparen. Damit werden die lebensnotwendigen Nährstoffe nicht in dem vom Körper benötigten Verhältnis zugeführt.
- Häufiges Erbrechen, der Gebrauch von Abführmitteln, Fasten oder gesteigerte Aktivität können dazu führen, dass zumindest über bestimmte Zeitabschnitte dem Körper nicht genug Energie zugeführt wird. Darüber hinaus kommt es durch häufiges Erbrechen und Abführ- sowie Entwässerungsmittelmissbrauch oft zu körperlichen Veränderungen, die sich in sehr unangenehmen Beschwerden äußern können.

Da sämtliche Körperfunktionen von ausreichender Energiezufuhr abhängig sind, kann es durch Mangelernährung zu einer entsprechend großen Anzahl unterschiedlicher Symptome kommen.

- *Herzkreislaufstörungen/Wasserverlust (Dehydration)*

Wie weiter oben schon angedeutet, führt Mangelernährung dazu, dass der Körper sich an die geringere Nahrungszufuhr anpasst. Er verringert seinen Energieverbrauch. Es werden also weniger Nährstoffe vom Körper verbrannt. Mit der Energieeinsparung wird auch der Blutdruck und die Herzrate gesenkt. Mangelernährung führt deshalb auch zu einem niedrigen *Blutdruck*.
Eine weitere Ursache für einen niedrigen Blutdruck kann der Wasserverlust des Körpers sein. Hierzu kommt es durch häufiges Erbrechen und den Gebrauch von Abführ- oder Entwässerungsmitteln. Austrocknung des Körpers hat Auswirkungen auf die Herzleistung und auf den Blutdruck. Denn die Funktion des Herz-Kreislaufsystems ist abhängig von der Flüssigkeitsmenge im Blut. Je größer diese ist, desto mehr Blut pumpt das Herz in den Blutkreislauf und desto höher ist auch der Blutdruck. Ein niedriger Blutdruck kann sich u. a. in *Schwindel* und *Kopfschmerz* bemerkbar machen. Weitere Symptome eines Flüssigkeitsverlustes können *verminderte Harnausschüttung*, *Übelkeit* und *Teilnahmslosigkeit* sein.

- *Menstruationsstörungen*

Die Fortpflanzungsfähigkeit der Frau ist ein sensibles Maß für den Ernährungszustand ihres Körpers. Hierfür verantwortlich ist ein entwicklungsgeschichtlich sehr alter Mechanismus. Er schützt einen unzureichend ernährten Körper vor den Belastungen einer Schwangerschaft. Der Körper schaltet den Menstruationszyklus entweder ganz aus (Amenorrhoe), oder es kommt zu gestörten, unregelmäßigen Zyklen. Auch hier greift der Körper also aufgrund der Mangelernährung zu Energiesparmaßnahmen. Es wird weniger Östrogen produziert, das für die Reifung des Eis notwendig ist, ebenso wird weniger Progesteron gebildet, so dass sich ein befruchtetes Ei nicht in die Gebärmutter einnisten kann.

- *Depressive Stimmungsveränderungen, Schlafstörungen*

Eine unzureichende Ernährung des Körpers hat auch Auswirkungen auf das Wohlbefinden des Menschen. Häufig kommt es zu depressiven Stimmungsveränderungen, weil wichtige Nahrungsbestandteile ausgespart werden. Unsere Nahrung besteht aus wichtigen Nährstoffen, die der Körper in seine kleinsten Bestandteile (Makronährstoffe) aufspaltet. Diese Makronährstoffe benötigt der Körper, um Hormone herzustellen, die u. a. für das seelische Gleichgewicht eines Menschen wichtig sind. Eine entscheidende Rolle spielt hierbei das Hormon Serotonin. Die Bildung des Serotonins im Gehirn ist davon abhängig, dass genügend Kohlenhydrate aufgenommen werden. Werden diese ausgespart, kann es zu depressiven Verstimmungen kommen.
Außerdem können depressive Stimmungen auch wieder dadurch hervorgerufen werden, dass der Körper zu Energiesparmaßnahmen greift. Er schüttet dann zu wenig von dem Hormon Noradrenalin aus, das ebenfalls für eine positive Stimmungslage notwendig ist.

- *Heißhunger*

Das Serotonin im Gehirn ist auch wichtig für die Wahrnehmung von Hunger und Sättigung. Bei zu geringer Kohlenhydrataufnahme wird die Sättigungsregulation gestört, d. h. man nimmt schlechter wahr, wann man Hunger hat und wann man satt ist. Dadurch kann es leicht zum Überessen kommen. Hinzu kommt noch ein weiteres Problem: Das Aussparen von Kohlenhydraten oder Fetten führt dazu, dass dem Körper weniger Nährstoffe zugeführt werden als er verbraucht. Dies führt dazu, dass das Bedürfnis des Körpers, Nahrung aufzunehmen, immer mehr wächst. Werden dem Körper über längere Zeit wichtige Nährstoffe vorenthalten, so kommt es zu Heißhunger auf diese Nährstoffe. Dieser Heißhunger führt dann zusammen mit der gestörten Sättigungsregulation zu den Essanfällen, die man nicht mehr kontrollieren kann.
Interessant ist noch eine weitere Tatsache: Wenn man zu essen beginnt, kommt es zur Ausschüttung von Insulin. Dieses wird benötigt, um Kohlenhydrate für den Körper verwertbar zu machen. Wenn Insulin ausgeschüttet wird, und es wird nichts gegessen, so kann es zu einer Unterzuckerung des Blutes kommen, die sich z. B. in einem *Schwächegefühl* und in *Schweißausbrüchen* bemerkbar macht. Wenn man oft in immer wieder denselben Situationen sehr viel isst, so kann der Körper sich hierauf einstellen, indem er gewissermaßen vorsorglich Insulin ausschüttet. Vermutlich macht es dieser Vorgang den Bulimikerinnen nochmals schwerer, in den Situationen, in denen es häufig zu Essanfällen gekommen ist, dem Drang zu essen zu widerstehen.

- *Zahnschäden*

Beim Erbrechen kommt chemisch saurer Mageninhalt mit der Zahnoberfläche in Kontakt. Bei häufigem Erbrechen kann dies zur Zersetzung des Zahnschmelzes und der Oberfläche der Zähne führen. Dieser Vorgang wird durch zwei weitere Folgen häufigen Erbrechens und Mangelernährung gefördert: Durch unzureichende Versorgung mit dem Mineralstoff Kalzium kommt es zu einer Entkalkung der Zähne. Außerdem geht dem Körper durch Erbrechen viel Flüssigkeit verloren (Dehydration) was u. a. dazu führt, dass die Speichelbildung nachlässt. Der Speichel hat die Funktion, das chemische Milieu im Mund zu neutralisieren und damit die Zähne und das Zahnfleisch vor schädlichem Belag bzw. Entzündungen zu schützen. Als Folge treten vermehrt *Karies, Zahnfleischentzündungen, Zahnverkleinerung* und *Brüchigkeit der Zähne* auf.

- *Knochenschäden (Osteoporose)*

Kalzium ist ein wichtiger Mineralstoff für Aufbau und Erneuerung der Knochen und Zähne. Die Einlagerung von Kalzium in diese Körperorgane ist auch vom Vitamin D abhängig, und bei der Frau im gebärfähigen Alter außerdem von Östrogen. Durch Mangelernährung kann es dazu kommen, dass diese Stoffe im Körper unzureichend vorhanden sind (s. o.). So kann es als langfristige Folge zum Schwund des festen Knochengewebes und zur Knochenbrüchigkeit kommen. Bei sehr geringer Kalziumeinlagerung kann diese *Brüchigkeit und der Abbau der Knochensubstanz* auch schon vor der Menopause auftreten. Häufige Symptome der Osteoporose/Osteomalazie sind anhaltende Rückenschmerzen bzw. generalisierte Knochenschmerzen, die sich bei Belastung der Muskulatur und Knochen verstärken.

- *Konzentrationsstörungen, Müdigkeit, Veränderungen der Haut*

Durch einseitige Ernährung kann es leicht zu einem Eisenmangel kommen. Der Grund dafür ist, dass die Aufnahmerate von Eisen bei der Verdauung im Schnitt sehr gering ist. Sie kann sich zwar an das Eisenangebot in der Nahrung anpassen, jedoch ist die Anfälligkeit für eine Mangelversorgung dennoch erhöht. Hiervon sind besonders leicht Frauen betroffen, da ihre Möglichkeiten zur Speicherung von Eisen im Körper geringer sind als die der Männer und die Blutungen der Menstruation zu einem großen Eisenverlust führen. Symptome eines Eisenmangels sind z. B. *spröde, rissige Haut, rissige Nägel, Müdigkeit, Konzentrationsschwäche, Kopfschmerzen.*

- *Gewichtsschwankungen*

Die Verringerung des Energieumsatzes unter dem Einfluss von Diäten kann sich ungünstig auf den Verlauf der Bulimia Nervosa auswirken. Hat sich der Körper erst einmal auf geringe Nahrungszufuhr eingestellt, behält er seine Energiesparmaßnahmen auch noch bei, wenn wieder etwas mehr gegessen wird; die nicht verwerteten Nährstoffe werden als Fett gespeichert. So kann es zu Gewichtszunahmen kommen, die normalerweise bei der gleichen Nahrungsmenge nicht aufträten. Dies erweckt bei den Betroffenen leicht den Eindruck dass sie nur durch fortdauernde Einschränkung des Essens ein Übergewicht vermeiden können. Nach einigen Wochen hat sich jedoch der Energieumsatz wieder normalisiert, und es kommt nicht mehr zu einer überproportionalen Gewichtszunahme.

- *Veränderung des Elektrolythaushaltes und des Mineralhaushalts*

Elektrolyte sind chemische Verbindungen, die in wässriger Lösung in Ionen zerfallen. Es handelt sich dabei um Proteine, Salze (z. B. der Mineralstoffe), Säuren und Basen. Für den geregelten Körperstoffwechsel ist eine bestimmte Zusammensetzung der Elektrolyte erforderlich. Störungen dieser Zusammensetzung führen zu vielfältigen Symptomen. Bei der Bulimia Nervosa kommt es vor allem durch häufiges Erbrechen, Abführmittel- und Entwässerungsmittelmissbrauch zur Störung des Elektrolythaushalts. Durch Erbrechen gehen dem Körper z. B. übermäßig viele Säuren (Wasserstoffionen) verloren. Das kann Symptome wie *Schwäche, Benommenheit, Kribbeln oder Taubheitsgefühle in den Händen oder Füßen, Muskelschmerzen,* sowie *Hitze- oder Kälteschauer* hervorrufen.
Desgleichen kommt es oft zu einem Kaliummangel, der seinerseits zu *Beeinträchtigungen der Nierenfunktion, beschleunigtem Herzschlag* und *Herzrhythmusstörungen* führen kann. Eine weitere Folgeerscheinung des Kaliummangels ist eine *Schwächung der Darmmuskulatur,* die zu *Völlegefühl* und *Verstopfung* führt. Der Kaliummangel mit den genannten Folgen wird durch die Einnahme von Entwässerungsmitteln nochmals gesteigert.

Bestimmung des Körpergewichts

Das Körpergewicht (Normalgewicht, Untergewicht, Übergewicht, Adipositas) wird in der Literatur vorwiegend durch den Body Mass Index (BMI) bestimmt. Der BMI wird berechnet, indem das Körpergewicht in Kilogramm durch die quadrierte Körpergröße in Metern geteilt wird (BMI = kg/m^2).

Als Faustregel für die Interpretation der BMI-Werte orientieren wir uns an folgenden Richtlinien:

	Frauen (BMI)	**Männer** (BMI)
Normalgewicht	19 – 24	20 – 25
Anorexie	< = 17,5	< = 17,5
Übergewicht	25 – 29	26 – 29
Adipositas	> = 30	> = 30

Hinweise zum Ausfüllen des Marburger Ernährungsprotokolls

Bitte benutzen Sie das Ernährungsprotokoll, um alle Getränke und Nahrungsmittel einzutragen, die Sie im Laufe eines Tages zu sich nehmen. Füllen Sie das Protokoll möglichst umgehend nach der Nahrungsaufnahme und sehr sorgfältig aus.
Beachten Sie bitte, dass die Reihenfolge der vorgegebenen Fragen nicht dem zeitlichen Ablauf entsprechen muss. So können z. B. auch Gegenmaßnahmen erfolgen, ohne dass ein Essanfall vorausgeht.
Verwenden Sie so viele Seiten wie Sie benötigen, beginnen Sie jedoch jeden Tag mit einer neuen Seite. Kontrollieren Sie bitte, ob Sie auf jeder Seite Datum und Wochentag eingetragen haben.

Wo?	Tragen Sie ein, wo Sie diese Mahlzeit eingenommen haben (z. B. beim Einkaufen, auf dem Heimweg, zu Hause am Küchentisch).
Mit wem?	Geben Sie an, mit wem Sie die Mahlzeit zu sich genommen haben (z. B. allein, mit Freunden, Arbeitskollegen).
Anfang/Ende	Tragen Sie die Uhrzeit zu Beginn und Ende der Mahlzeit ein.
Hunger (0-7)	Schätzen Sie auf einer Skala von 0 bis 7 Ihr Hungergefühl vor der Mahlzeit ein. 0 bedeutet „nicht hungrig“, 7 bedeutet „sehr hungrig“.
Nahrungsmenge	Notieren Sie die jeweilige Menge der Nahrungsmittel und Getränke so genau wie möglich. Machen Sie Ihre Angaben z. B. in Stück, Gramm oder Liter.
Art der Nahrungsmittel/Getränke	Schreiben Sie hier genau auf, welche Nahrungsmittel und Getränke Sie zu sich genommen haben.
Essanfall	Tragen Sie hier ein, ob diese Mahlzeit für Sie ein Essanfall war oder nicht. Wenn ja, denken Sie bitte auch daran, das Essanfalls-Tagebuch auszufüllen.
Kontrollverlust	Schätzen Sie hier ein, wie stark Sie das Gefühl hatten, mit dem Essen aufhören zu können. 0 bedeutet „Gefühl der vollständigen Kontrolle“, 7 „extrem starkes Gefühl, die Kontrolle über das Essen zu verlieren“. Sie können auch irgendeine Zahl zwischen 0 und 7 angeben, um das Ausmaß des erlebten Kontrollverlustes anzugeben.
Angst zuzunehmen (0-7)	Schätzen Sie auf einer Skala von 0 bis 7 Ihre Angst ein, bei dieser Mahlzeit zuzunehmen. 0 bedeutet „keine Angst zuzunehmen“, 7 „extreme Angst zuzunehmen“.
Gegenmaßnahme(n): (z. B. Erbrechen, Sport)	Tragen Sie hier die Maßnahmen ein, die Sie ergriffen haben, um die aufgenommenen Kalorien wieder zu verringern (z. B. Erbrechen).

Marburger Ernährungsprotokoll

DATUM:__________ WOCHENTAG:__________ CODE:__________

Wo?	Mit wem?	Anfang/ Ende	Hunger (0-7)	Nahrungs-menge	Art der Nahrungsmittel/ Getränke	Essanfall Ja/Nein	Kontroll-verlust (0-7)	Angst zu-zunehmen (0-7)	Gegenmaß-nahme(n): (z. B. Erbrechen, Sport)

Hinweise zum Ausfüllen des Essanfall-Tagebuchs

Bitte führen Sie über Ihre Essanfälle sorgfältig Buch. Ein Essanfall ist, was Sie persönlich als Essanfall bezeichnen. Machen Sie Ihre Angaben immer möglichst umgehend nach dem jeweiligen Essanfall. Die Angaben sollen sehr sorgfältig gemacht werden, da sie für die Therapie von großer Bedeutung sind.

Beginnen Sie jeden Tag mit einer neuen Seite. Nummerieren Sie bitte fortlaufend alle Essanfälle, die an einem Tag auftreten.
(z. B. 1, 2, ... 13, 14).

Schließt sich ein Essanfall unmittelbar an einen anderen an, so geben Sie ihm dennoch eine neue Nummer.

Tritt an einem Tag kein Essanfall auf, so schreiben Sie bitte zum Abschluss des Tages groß auf die Seite „KEIN ESSANFALL".

Kontrollieren Sie bitte, ob Sie auf jeder Seite Datum und Wochentag eingetragen haben.
Achten Sie darauf, dass Sie immer jede Frage beantworten. Trifft eine Frage für Sie nicht zu, so schreiben Sie bitte „ENTFÄLLT".

Anleitung Marburger Essanfall-Tagebuch		
DATUM:________________ WOCHENTAG:____________________ CODE:________________		
Nr. des Essanfalls, Uhrzeit bei Beginn	Nr.: ______________ Uhrzeit: ____________	*Tragen Sie jeweils Nummer und Beginn der Essanfälle ein, die an **einem** Tag auftreten.*
Stimmung vor Essanfall	gut schlecht]——————————[0 1 2 3 4 5 8 7	*Kreuzen Sie auf der Skala an, wie Ihre Stimmung vor dem Essanfall war.*
Gedanken vor Essanfall? Welche?		*Schreiben Sie die Gedanken auf, die Ihnen vor dem Essanfall durch den Kopf gingen.*
Auslösendes Ereignis? Welches? Wann?		*Löste eine bestimmte Situation den Essanfall aus? Beschreiben Sie diese genau. Tragen Sie auch die Uhrzeit ein, wann dies geschah.*
Gedanken während des Essanfalls? Welche?		*Schreiben Sie die Gedanken auf, die Ihnen durch den Kopf gingen, während Sie den Essanfall hatten.*
Essanfall beendet; wodurch? Wann?		*Tragen Sie hier ein, wodurch der Essanfall beendet wurde (z. B. Sattheit, Besuch, Müdigkeit, Bauchschmerzen). Vergessen Sie auch hier die Uhrzeit nicht.*
Stimmung nach Essanfall	gut schlecht]——————————[0 1 2 3 4 5 8 7	*Kreuzen Sie auf der Skala an, wie Ihre Stimmung nach dem Essanfall war.*
Gedanken nach Essanfall? Welche?		*Schreiben Sie die Gedanken auf, die Ihnen nach dem Essanfall durch den Kopf gingen.*
Gegenmaßnahmen? Welche? Wann?		*Tragen Sie hier alle Maßnahmen (z. B. Abführmittel, Sport) ein, die Sie nach dem Essanfall ergriffen haben, um die aufgenommene Kalorienanzahl wieder zu verringern. Schreiben Sie auch hier jeweils die Uhrzeit dazu.*
Stimmung nach Gegenmaßnahmen	gut schlecht]——————————[0 1 2 3 4 5 8 7	*Kreuzen Sie auf der Skala an, wie Ihre Stimmung nach den durchgeführten Gegenmaßnahmen war.*
Gedanken nach Gegenmaßnahmen? Welche?		*Schreiben Sie die Gedanken auf, die Ihnen nach den Gegenmaßnahmen durch den Kopf gingen.*

Marburger Essanfall-Tagebuch			
DATUM:_______________ WOCHENTAG:_______________ CODE:_______________			
Nr. des Essanfalls, Uhrzeit bei Beginn	Nr.: ______ Uhrzeit: ______	Nr.: ______ Uhrzeit: ______	Nr.: ______ Uhrzeit: ______
Stimmung vor Essanfall	gut schlecht]——————[0 1 2 3 4 5 8 7	gut schlecht]——————[0 1 2 3 4 5 8 7	gut schlecht]——————[0 1 2 3 4 5 8 7
Gedanken vor Essanfall? Welche?			
Gab es ein auslösendes Ereignis? Welches? Wann?			
Gedanken während des Essanfalls? Welche?			
Essanfall beendet; wodurch? Wann?			
Stimmung nach Essanfall	gut schlecht]——————[0 1 2 3 4 5 8 7	gut schlecht]——————[0 1 2 3 4 5 8 7	gut schlecht]——————[0 1 2 3 4 5 8 7
Gedanken nach Essanfall? Welche?			
Art der Gegenmaßnahmen			
Stimmung nach Gegenmaßnahmen	gut schlecht]——————[0 1 2 3 4 5 8 7	gut schlecht]——————[0 1 2 3 4 5 8 7	gut schlecht]——————[0 1 2 3 4 5 8 7
Gedanken nach Gegenmaßnahmen? Welche?			

Ärztliches Zeugnis

Patientin: Untersuchender Arzt:

Vor- und Zuname: ______________________

geboren am: ______________ in ____________

Anschrift: ______________________

____

(Stempel)

1. **Daten zur Person**

PR________/________mmHG

Körpertemperatur________°C

Puls ________Schläge in der Minute

Urin E_____, Z_____, Sed_____

2. **Macht die Patientin den Eindruck eines gesunden Menschen?** ❑ ja ❑ nein

3. **Bestehen ernsthafte internistische Erkrankungen?** ❑ ja ❑ nein
   Wenn ja, welche?

4. **Liegen krankhafte Veränderungen im oral-perioralen Bereich vor** ❑ ja ❑ nein
   (z. B. Erosion des Zahnschmelzes, Veränderung des Zahnfleischs)?

5. **Liegt eine Hypertrophie der Speicheldrüse vor?** ❑ ja ❑ nein

6. **Liegen Erkrankungen der Herztätigkeit oder Kreislaufbeschwerden vor?** ❑ ja ❑ nein
   Wenn ja, welche?

7. **Liegen Veränderungen des Intestinaltrakts vor** ❑ ja ❑ nein
   (z. B. Perforationen des Ösophagus, des Magens)?
   Wenn ja, welche?

8. **Liegt eine Nierenfunktionsstörung oder ein Nierenfunktionsschaden vor?** ❑ ja ❑ nein

9. **Bestehen Anzeichen einer metabolischen Alkalose, Dehydration oder einer anderen Störung im Elektrolyt- oder Mineralhaushalt?** ❑ ja ❑ nein
   Wenn ja, welche?

10	**Liegen Anzeichen eines Diabetes mellitus vor?** Wenn ja, was ist bei der Therapie der Essstörung zu beachten?	❑ ja	❑ nein
11.	**Werden regelmäßig Medikamente eingenommen** (z. B. Laxantien, Diuretika, Appetitzügler, Emetika)? Wenn ja, welche?	❑ ja	❑ nein
18.	**Können die Medikamente abgesetzt werden?**	❑ ja	❑ nein
19.	**Besteht eine Medikamentenabhängigkeit?**	❑ ja	❑ nein
20.	**Besteht die Notwendigkeit der Aussparung bestimmter Nahrungsmittel aufgrund von Allergien oder anderen Erkrankungen?** Wenn ja, welche?	❑ ja	❑ nein
21.	**Ist vor Abgabe einer abschließenden Beurteilung noch eine weiterführende fachärztliche Untersuchung erforderlich?** Wenn ja, mit welcher Fragestellung?	❑ ja	❑ nein
22.	**Wurden Laboruntersuchungen veranlasst, deren Befunde heute noch nicht vorliegen?** Wenn ja, welche?	❑ ja	❑ nein
23.	**Sonstige Bemerkungen:**		

Zusammenfassende Beurteilung

Medizinische Unbedenklichkeit:

Aus ärztlicher Sicht bestehen gegen die mit der Diagnostik und psychologischen Behandlung der Essstörung verbundenen körperlichen und psychischen Belastungen

❑ keine Bedenken ❑ folgende Bedenken

____

____

____

Datum der Untersuchung: ________________ ____________________

(Stempel, Unterschrift des Arztes)

Leitfaden zur Figurexposition

Um den Patientinnen zu helfen, ihren Körper möglichst detailliert und konkret zu beschreiben, macht der Therapeut Vorgaben zu den verschiedenen Körperbereichen. Er könnte z. B. wie folgt mit der Figurkonfrontation beginnen: *„Ich stelle mir gerade vor, ich wäre ein Maler und möchte aufgrund Ihrer Beschreibung ein Bild von Ihnen malen. Vielleicht beginnen wir mit dem Kopf ... und dort mit den Augen. Wie sehen Ihre Augen aus?*
Im weiteren Verlauf der Figurexposition kann der Therapeut die in der Tabelle beschriebenen Vorgaben nutzen. Der Leitfaden soll eine Hilfestellung bei der Figurexposition bieten; es wird kein Anspruch auf Vollständigkeit erhoben. Des weiteren müssen auch nicht alle Vorgaben genutzt werden; vor allem bei Patientinnen, die ihr äußeres Erscheinungsbild sehr gut beschreiben können, kann sich der Therapeut auf wenige Vorgaben beschränken. Mit welchen Körperbereichen begonnen wird, hängt vom Einzelfall ab. Häufig sind Bulimikerinnen mit ihrem Gesicht relativ zufrieden. Es bietet sich dann an, die Figurexposition mit dem Kopf bzw. Gesicht zu beginnen und allmählich zu schwierigeren Körperbereichen überzugehen.

Kopf

Wie sehen Ihre Augen aus?
Welche Farbe haben Ihre Augen?
Wirkt Ihr Blick ernst? Wirkt er verschmitzt?
Haben Sie einen offenen oder verschlossenen Blick?
Sehen Ihre Augen wach oder müde aus?
Manche Frauen schminken sich die Wimpern.
Sind Ihre Wimpern geschminkt?
Sind Ihre Wimpern lang? Sind sie dicht?
Oder sind sie spärlich?
Was strahlen Ihre Augen insgesamt aus?

Wie sehen Ihre Augenbrauen aus?
Welche Farbe haben Ihre Augenbrauen?
Sind sie dicht oder schwach behaart?
Sind sie geschwungen?
Sind sie breit oder schmal?

Wie sieht Ihre Nase aus?
Ist sie groß oder klein?
Ist sie breit oder schmal?
Ist Ihre Nase im Profil gerade oder gebogen?
Haben Sie eine Stupsnase?
Haben Sie eine Hakennase?
Haben Sie Sommersprossen?

Wenn Sie Ihr Kinn im Profil betrachten, wie sieht Ihr Kinn aus?
Haben Sie ein Doppelkinn?
Ist es vorstehend?
Ist Ihr Kinn „fliehend“?
Ist Ihr Kinn spitz?
Sind Grübchen zu sehen?

Wie sieht Ihr Mund aus?
Sind Ihre Lippen schmal?
Haben Sie volle Lippen?
Sind Ihre Lippen geschwungen oder eher gerade?
Welche Farbe haben Ihre Lippen? Blass-rot? Kräftig-rot?
Sind Ihre Lippen geschminkt?
Ist ein Damenbart erkennbar?

Wie sehen Ihre Zähne aus? (Frontbereich)
Welche Farbe haben Ihre Zähne? Ist es ein helles Weiß?
Sind Ihre Zähne beim Lächeln sichtbar?
Sind im Frontbereich Zahnschäden sichtbar?
Sind Ihre Zähne gerade oder schief gewachsen?

Wie sehen Ihre Ohren aus?
Sind Ihre Ohren anliegend oder abstehend?
Tragen Sie Ohrringe?
Sind Ihre Ohren groß oder klein?
Werden Ihre Ohren von den Haaren ganz oder teilweise bedeckt?

Wie sehen Ihre Wangen aus?
Sind Ihre Wangen schmal? Oder sind sie breit?
Haben Sie hohe oder flache Wangenknochen?
Zeichnen sich Ihre Wangenknochen ab? Oder sind Ihre Wangen voll?
Sind Ihre Wangen blass? Sind sie gerötet oder gebräunt?

Wie sieht Ihre Gesichtshaut aus?
Ist Ihr Teint hell oder dunkel?
Sind dunkle Schatten, wie z. B. Ringe unter den Augen, erkennbar?
Haben Sie Leberflecke auf der Haut?
Haben Sie Sommersprossen auf der Haut?
Ist Ihre Haut feucht-glänzend oder trocken?
Ist Ihre Haut feinporig oder großporig?
Ist sie rein oder unrein?
Sieht Ihre Haut stark durchblutet aus?
Ist sie mit Äderchen durchzogen?
Zeichnen sich auf Ihrer Haut Falten ab?

Wie sehen Ihre Haare aus?
Welche Farbe haben Ihre Haare?
Sind Ihre Haare lang oder kurz?
Sind Ihre Haare gewellt oder glatt?
Haben Sie dichtes Haar? Haben Sie viele oder wenige Haare?
Wie sieht Ihre Frisur aus?

Wenn Sie Ihr Gesicht insgesamt betrachten, was drückt Ihr Gesicht aus? Drückt Ihr Gesicht eine gehobene oder gedrückte Stimmung aus? Wirkt Ihr Gesicht eher unscheinbar? Drückt Ihr Gesicht Kontaktbereitschaft aus? Wirkt Ihr Gesichtsausdruck verschlossen und abweisend?
Rumpf
Wie sieht Ihr Hals aus? Ist er dick oder dünn? Ist er lang oder kurz? Ist Ihr Hals faltig? Ist die Haut gebräunt?
Wie sehen Ihre Schultern aus? Sind Ihre Schultern schmal oder breit? Wie ist die Haltung der Schultern? Sind die Schultern herabhängend oder hochgezogen? Sind die Schultern nach vorn gezogen oder nach hinten gestreckt? Sind Ihre Schultern eckig oder rund? Sind Ihre Schultern muskulös oder knochig?
Wie sieht Ihr Dekolleté aus? Sind in Ihrem Dekolleté Knochen sichtbar? Wie ist die Haut beschaffen?
Wie sehen Ihre Brüste aus? Sind sie groß oder klein? Hängen Ihre Brüste herab oder stehen sie ab? Sehen Ihre Brüste prall aus?
Wie sieht Ihre Taille aus? Haben Sie eine ausgeprägte Taille oder ist sie kaum sichtbar? Sind Fettpolster erkennbar?
Wie sieht Ihre Hüfte aus? Ist Ihre Hüfte schmal oder breit? Stehen Knochen hervor oder sind Fettpolster sichtbar? Haben Sie eine gerade Hüfte oder ein geschwungenes Becken?
Drehen Sie sich bitte zur Seite. Wie sieht Ihr Bauch oberhalb und unterhalb der Taille aus? Ist Ihr Bauch flach? Ist er rund? Sind seine Wölbungen zart? Oder sind sie deutlich hervorgehoben? Ist das Gewebe des Bauches fest oder weich? Ist er schlank oder sind Fettpolster sichtbar?

Drehen Sie sich bitte mit dem Rücken zum Spiegel. **Wie sieht Ihr Rücken aus?** Ist er schmal oder breit? Sind Knochen oder Fettpolster sichtbar? Wie ist die Haltung Ihres Rückens? Ist er gerade oder bildet er ein Hohlkreuz?
Wie sieht Ihr Po aus? Ist er schmal oder breit? Sieht er straff oder weich aus? Wie sieht Ihr Po von der Seite aus? Ist er flach oder rund? Hebt er sich wenig oder deutlich von Rücken und Beinen ab?
Gliedmaßen
Wie sehen Ihre Oberschenkel aus? Sind Ihre Oberschenkel schmal oder breit? Sind sie dünn? Sind sie dick? Ist das Gewebe fest? Ist es weich? Sind die Oberschenkel muskulös? Sind Fettpolster sichtbar? Wie sieht die Haut an Ihren Oberschenkeln aus? Hell? Gebräunt? Sind Adern oder Krampfadern sichtbar? Ist „Orangenhaut“ (Cellulitis) erkennbar? Sind Ihre Oberschenkel behaart?
Wie sehen Ihre Knie aus? Stehen sie hervor? Sind die Knie knochig und konturenreich erkennbar? Ist die Kniescheibe groß oder klein?
Wie sehen Ihre Waden aus? Sind sie schmal oder breit? Sind sie dünn oder dick? Sind sie fest oder weich? Sind sie muskulös? Sind Fettpolster sichtbar? Wie sieht die Haut an Ihren Unterschenkeln aus? Sind Adern oder Krampfadern sichtbar? Sind Ihre Unterschenkel behaart?
Wie sehen Ihre Knöchel aus? Sind sie schmal oder breit?
Wie sehen Ihre Füße aus? Sind sie schmal oder breit?
Wie sehen Ihre Zehen aus? Sind Hornhaut, Schwielen, Blasen an Ihren Füßen sichtbar? Wie sehen Ihre Zehennägel aus? Kurz? Lang? Breit? Schmal? Eingerissen? Lackiert?

Wenn Sie Ihre Beine insgesamt betrachten, wie sehen sie aus? Sind sie lang oder kurz? Sind sie dünn oder dick? Kann man sie als X- oder O-Beine beschreiben? Oder sind sie gerade?
Beschreiben Sie nun bitte Ihre Arme. Wie sehen Ihre Oberarme aus? Sind sie schmal oder breit? Sind sie dünn oder dick? Sind sie fest oder weich? Sind sie knochig oder muskulös?
Wie sehen Ihre Ellenbogen aus? Sind sie spitz oder rund?
Wie sehen Ihre Unterarme aus? Sind sie schmal oder breit? Sind sie dünn oder dick? Sind sie fest oder weich? Sind sie knochig? Sind sie muskulös?
Wie sehen Ihre Handgelenke aus? Sind sie schmal oder breit? Sind sie knochig oder dick?
Wie sehen Ihre Hände aus? Treten auf dem Handrücken Adern hervor oder sind sie nur schwer erkennbar? Haben Sie kleine oder große Hände? Sind sie schmal oder breit? Sind sie knochig oder „fleischig"? Ist die Haut Ihrer Hände faltig? Glatt? Hell? Gebräunt? Sind Leberflecken, Pigmentflecken, Sommersprossen erkennbar? Ist die Haut Ihrer Hände weich? Oder ist sie rau? Trocken? Rissig? Können Sie Schwielen oder Hornhaut in der Innenhand fühlen?
Wie sehen Ihre Finger aus? Sind sie lang oder kurz? Sind sie knochig? Dick? Zierlich? Wie sehen Ihre Fingernägel aus? Sind sie lang oder kurz? Sind sie geschnitten oder gefeilt, abgebrochen oder eingerissen?
Wenn Sie Ihre Arme insgesamt betrachten, wie sehen sie aus? Sind sie lang oder kurz? Sind sie dünn oder dick? Wie sieht die Haut an Ihren Armen aus?

Gesamtbild
Betrachten Sie jetzt bitte noch einmal Ihren ganzen Körper und achten Sie auf Ihre Ausstrahlung? Wie wirken Sie in diesem Augenblick auf sich? Strahlen Sie Kontaktbereitschaft aus? Wirken Sie verschlossen? In sich gekehrt? Abweisend? Arrogant? Sympathisch? Interessant? Sind Sie ein sportlicher Frauentyp? Eine elegante Frau? Eine sinnlich-erotische Frau? Drückt Ihr Körper aus, dass Sie in sich ruhen? Mit sich zufrieden sind? Wirken Sie zurückhaltend? Ängstlich? Traurig? Fröhlich?
Weiterer Verlauf
Im weiteren Verlauf der Figurexpositionen setzt der Therapeut neben den weitgehend deskriptiven Vorgaben zunehmend auch Feedback und Fragen ein, die den Patientinnen helfen sollen, emotionale Reaktionen und negative Bewertungen gegenüber ihrem Körper bzw. ihrer Figur zu relativieren. Beispiele hierfür sind: *„Sie haben gesagt, dass Sie Ihre Oberschenkel zu breit finden und deshalb keine Röcke tragen können. Ich finde das nicht. Ich finde Sie haben sehr schöne Beine, und Röcke würden Ihnen bestimmt gut stehen. Aber meine Meinung ist hier nicht wichtig. Wichtig ist, dass Sie mit Ihren Oberschenkeln nicht zufrieden sind".* *„Wie müssten Ihre Oberschenkel aussehen, damit Sie zufrieden damit sind?"*